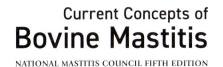

牛の乳房炎の防除
疾患の基礎と最新概念

全米乳房炎協議会 編

麻布大学乳房炎リサーチセンター 監訳

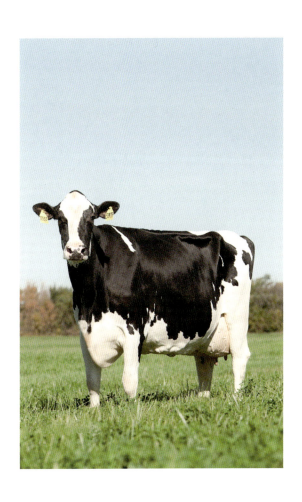

緑書房

CURRENT CONCEPTS OF BOVINE MASTITIS of NATIONAL MASTITIS COUNCIL
©2017 by National Mastitis Council. All rights resetved

Japanese translation rights arranged with National Mastitis Council, Minnesota through Tuttle-Mori Agency, Inc., Tokyo

Japanese translation © 2019 copyright by Midori-Shobo Co., Ltd.

NATIONAL MASTITIS COUNCIL 発行の CURRENT CONCEPTS OF BOVINE MAS-TITIS の日本語に関する翻訳・出版権は株式会社緑書房が独占的にその権利を保有する

ご注意

本書の内容は，最新の獣医学的知見をもとに，細心の注意をもって記載されています。しかし，獣医学の著しい進歩からみて，記載された内容がすべての点において完全であると保証するものではありません。本書記載の内容による不測の事故や損失に対して，著者，翻訳者，編集者ならびに出版社は，その責を負いかねます。　　　　　　　　　（株式会社 緑書房）

FIFTH EDITION
Revised June 2016
Second Printing - April 2017

Current Concepts of
Bovine Mastitis

The National Mastitis Council

執筆者一覧

Joseph S. Hogan
The Ohio State University
Wooster, Ohio
United States

Elizabeth A. Berry
Animax
Hereford
United Kingdom

J. Eric Hillerton
Drumlanrig
Cambridge, New Zealand

Henk Hogeveen
Wageningen University & Research Center
Wageningen, Netherlands

Stephen C. Nickerson
University of Georgia
Athens, Georgia
United States

Stephen P. Oliver
University of Tennessee
Knoxville, Tennessee
United States

Gina M. Pighetti
University of Tennessee
Knoxville, Tennessee
United States

Paul Rapnicki
Elanco Animal Health
Greenfield, Indiana
United States

Ynte H. Schukken
Cornell University
Ithaca, New York
United States

K. Larry Smith
The Ohio State University
Wooster, Ohio

Design: Michael Martin Design
Illustrations: Michael Martin

はじめに

　National Mastitis Council（全米乳房炎協議会）は，『Current Concepts of Bovine Mastitis』の第5版を，自信を持って発行する。本書はこれまで，1963年，1978年，1987年，および1998年に出版された。初版が出版されて以来，酪農業と獣医学の進歩に伴い，本書の内容と価値は酪農家，獣医師，教育者，衛生士，現場関係者および消費者のための主要な牛の乳房炎についての参考書として，役割を果たしつつ進化してきた。

　牛の乳房炎は主に感染症で，牛の健康と福祉に重大な影響を及ぼす可能性がある。そして病気に対する牛の生理的反応および感染を引き起こす物質は，牛乳および乳製品の量や質に悪影響を及ぼし得る。本病による世界中の乳製品業界への経済的損失は多大である。

　牛群での乳房炎防除を行うには，乳房内感染症を引き起こす病原体，宿主としての牛，および牛と病原体の両方に影響を与える環境についての総合的理解が必要である。本書の各版の一貫した要素は，原因微生物，宿主（牛），および環境という，乳房炎を引き起こす可能性がある多くの因子間の相互作用を示す下記のような図で表現されるものであった。この相互関係の重要性は，乳房炎の実際的な防除が，乳房炎の原因となる微生物の乳頭へ曝露を減らすこと，または病気に対する牛の抗病性を高めることによって達成されるという事実に基づいている。

　執筆委員会は，本書を制作するにあたって，現在の版の基礎を築いた以前の版の著者の研究および現在の版で補われた研究，教育と実用的な経験を提供するすべて反映させることに留意した。

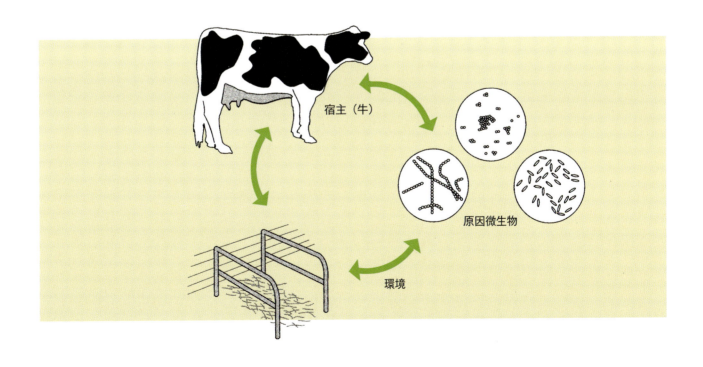

監訳をおえて

　本書は National Mastitis Council（全米乳房炎協議会）が 1963 年に初版を刊行して以来，時代の進展とともに版を重ねてきたものであり，今回で第 5 版となる。我が国の乳房炎防除対策は，このような海外の刊行物や国際学会からの情報に大きく影響されてきたといっても過言ではない。我が国においても牛の乳房炎に対する考え方が時代とともに変遷し，現在に至っている。なかには科学の進歩とともに，過去には推奨されていたものの現在では推奨できないことも多く存在する。また乳牛の飼養環境も大きく変化し，大規模化の一途をたどりつつ搾乳ロボットを導入する酪農家が急増し，それに対する新たなマネジメントの必要性も課題となっている。

　本書はこれまでの牛の乳房炎に関わる多くの研究を踏襲し，牛の乳房炎における現時点での最も正しいと考えられる基本的な考え方について書かれており，世界標準とすべき内容となっている。そのような意味で，多くの方々に牛の乳房炎のバイブルとして広く活用いただきたく思う。

　本年，麻布大学に麻布大学乳房炎リサーチセンターが設立された。本書はそのリサーチセンターが関わる初めての書籍となった。監訳するにあたり，世界共通の名称である学名に親しんでいただくために，原因菌名などはできるだけ和名表記を避け，用語の整理，統一を図った。多少違和感があるかもしれないが，慣れていただければ幸いである。

　最後に，長年にわたりこのような素晴らしい本を刊行し続けている全米乳房炎協議会に敬意を表するとともに，このたび快く翻訳を引き受けていただいた日本を代表する牛の乳房炎研究者である大林 哲氏，菊 佳男氏，篠塚康典氏，林 智人氏，全体を確認していただいたカナダ・ゲルフ大学の宇山 環氏，さらにこの日本語版の刊行に際し，労を尽くしていただいた緑書房の関係諸氏に心より感謝申し上げる。

2019 年 10 月
麻布大学乳房炎リサーチセンター 代表
河合一洋

翻訳者一覧

1, 2, 3章
河合一洋
麻布大学　獣医学部　獣医学科　衛生学第一研究室，麻布大学乳房炎リサーチセンター

4, 5章
林　智人
国立研究開発法人　農業・食品産業技術総合研究機構　動物衛生研究部門

6, 8章
菊　佳男
国立研究開発法人　農業・食品産業技術総合研究機構　動物衛生研究部門

7章
大林　哲
十勝農業共済組合　西部事業所　鹿追家畜診療所

9, 10章
篠塚康典
麻布大学　獣医学部　獣医学科　衛生学第一研究室，麻布大学乳房炎リサーチセンター

所属は 2019 年 10 月現在

目次

執筆者一覧　　4
はじめに　　5
監訳をおえて　　6
翻訳者一覧　　7

用語集　　72
索引　　75

1章 乳房炎の問題　　9

2章 乳房炎が乳生産，組成，品質に及ぼす影響　　14

3章 牛の乳房炎を引き起こす微生物　　18

4章 乳房炎の発症　　24

5章 乳房炎の発症における牛側の要因　　35

6章 管理と環境要因　　40

7章 搾乳機器　　45

8章 原因微生物の検出と診断　　52

9章 乳房炎の防除方法　　58

10章 乳房炎の治療　　66

乳房炎の問題

1章

　乳房炎（mastitis）は乳腺の炎症である（図1.1）。この用語はギリシャ語から派生したもので「mastos」は「乳房」を，「itis」は「炎症」を意味する。炎症は傷害に対する組織や器官の反応である。乳房における炎症反応の目的は，感染因子とその毒素を破壊または中和し，乳腺を正常な機能に戻すのを可能にすることである。

　炎症は，感染因子とその毒素，物理的外傷，化学的刺激など，様々な種類の傷害によって引き起こされる可能性がある。一般的に牛の乳房炎は，乳房に侵入する細菌，乳汁産生組織で増殖する細菌，傷害を引き起こす毒素が複雑に組み合わさって引き起こされる。乳房炎という用語は，限定されない限り，通常感染症を意味する。感染性微生物が存在しない状態で外傷または刺激物によって引き起こされる乳房炎はまれである。しかしながら，過去に感染した分房の治療においては，原因微生物が除去された後もしばらくの間，炎症の持続をもたらすことがある。

定義

　乳房炎は炎症の程度によって臨床型または潜在性に分けられる。

　潜在性乳房炎は，乳汁または乳腺に目に見える変化を引き起こさない乳腺の炎症である。潜在性乳房炎は検出のために検査を必要とする。生乳中の微生物の存在は通常，微生物学的培養によって証明することができ，生乳中の炎症性変化は体細胞数の測定を含む特別な検査によって検出することができる。

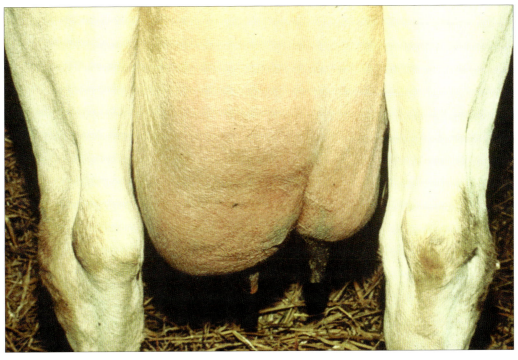

図1.1
乳房炎は乳腺の炎症である。

臨床型乳房炎は，乳汁または乳房，もしくは両方の目に見える異常によって特徴付けられる乳腺の炎症である。乳汁の明らかな異常は，薄片，凝塊（ブツ）および水様乳汁の出現である。乳房に関係する異常は，熱感，腫脹および触知に対する感受性の変化である。臨床型乳房炎の重症度は，軽度，中等度，重度に分けられる。急性臨床型乳房炎はこの疾患の重症型であり，乳房腫脹，水様乳汁，乳量の減少などの目に見える異常の突然の発症を特徴とする。臨床型乳房炎のなかには，潜在性乳房炎の期間を経ることで臨床徴候の発症の遅れを伴って進行するものもある（図1.2）。

> 乳房炎は炎症の程度によって潜在性と臨床型に分けられる

国際的な乳製品産業は，乳房炎を経済的問題と見なしている。乳房炎は牛群では広範囲に及び，乳生産効率と乳質の低下をもたらしている。これらの影響に関連する費用を，生産者は直接的に，乳製品の消費者は間接的に負担している。

乳房炎は，生産効率の低下と乳質の低下に加えて，動物の福祉にも悪影響を及ぼす。乳房炎による悪影響の多くは，ここ50年の間に開発され効果的であることが証明されている防除手段を適用することによって，改善することができる。しかし，私たちの乳房炎の知識と真の乳房炎防除の間にはまだ大きな差異がある。乳房炎を理解するうえでのさらなる進歩には，長期にわたる研究と教育の継続を必要とすると思われる。

発生

乳房炎の発生は，発生率（時間間隔あたりの臨床型または潜在性乳房炎の症例数）または有病率（与えられた時間における感染牛または感染分房の割合）として表すことができる。発生率は臨床型乳房炎の一般的な尺度であり，365日あたりの新規臨床症例数として表されることが多い。有病率は主に潜在性乳房炎の尺度として用いられる。一般的に，ある時点で体細胞数が上昇している牛の割合は，牛群における乳房炎の有病率を表している。バルク乳体細胞数（BTSCC）はすべての個々の牛の体細胞数の集合体である。BTSCCの高値は，牛群内での乳房炎有病率の上昇を示唆する。

乳房炎の発生は，国，地域，そして牛群によって異なる。イギリス，カナダ，オランダ，ノルウェー，およびスウェーデンで実施された研究では，臨床型乳房炎の発生率は，365日あたり約0.15〜0.47症例の範囲であった。潜在性乳房炎の有病率（体細胞数20万個/mLの閾値で）は，12.6〜30％の範囲である。これは常に全牛の約1/4が体細

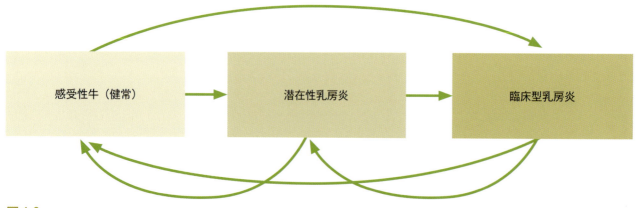

図1.2
潜在性乳房炎と臨床型乳房炎の関係。

胞数の上昇を示したことを意味する。これらの乳房炎の推定発生数は全国の平均であるが，乳房炎の発生は個々の農場間で大きく異なる。酪農家は乳房炎のレベルを低下させるための予防策を決定するために，牛群における乳房炎の発生を評価する必要がある。そのような乳房炎発生の評価は，乳房炎による予防可能な経済的損失の評価と結び付けることができる。

経済的損失

世界の多くの地域で，一般的に乳房炎は酪農業にとって最も費用のかかる病気であると考えられている。臨床型または潜在性乳房炎の経済的損失は，以下の要因に分けられる。

乳生産量の減少

乳生産量の大幅な損失は，臨床型乳房炎と潜在性乳房炎の両方で起きる（2章）。牛1頭あたりの乳生産量の減少による経済的損失は，割り当てシステム（例：カナダ）と非割り当てシステム（例：米国，ニュージーランド）などといった，乳生産市場の構造によって異なる。酪農家に乳量が割り当てられていない酪農システムでは，損失は出荷乳の減少に依存する。割り当てられている酪農システムでは，年間の乳量は固定されており，乳量が少なくても収益は変わらない。割り当てシステムで乳を販売する生産者は，乳房炎による乳生産の損失を相殺するためにより多くの牛を搾乳する必要があり，経済的な損失は割り当て量を満たすための生産コストの上昇となる。

薬代と診断にかかる費用

感染牛を治療するために必要な薬代は，経済的損失への直接的な費用である。薬の費用は，国の法的規制や獣医療施設によって異なる。細菌培養などの診断法が利用され，乳房炎にかかる費用が増加することがある。

乳廃棄

治療または異常のために廃棄された生乳は，乳生産量の減少による損失に関連している。廃棄された生乳も酪農場の乳牛から生産されたものであるので，廃棄乳による損失には，損失乳代に加えてその生産にかかったコストも含まれる。

> 世界中を通して，乳房炎は一般的に最も酪農業にコストのかかる疾病であると考えられている

獣医療サービス

国の規制や酪農家の疾病への考え方によっては，獣医師は重症の乳房炎症例の診断と治療の決定に時間を費やす必要に迫られるかもしれない。

労働力

生乳の処理と廃棄は労働集約的である。乳房炎の予防も人件費を伴う。しかし，人件費は解釈が難しい。労働の機会費用は農場によって異なるかもしれない。労働者が雇用されている場合，労働コストを計算するのは非常に簡単である（例：時間×時間給）。労働が労働者の自由時間から来ている場合は，機会費用はゼロである。しかし，もし乳房炎のために酪農家がほかのマネジメント業務に時間を費やせないなら，機会費用はこれらの業務ができないことによる収入の減少である。

生産物の品質

乳房炎は乳質に悪影響を及ぼす。乳質の悪化が乳製品生産を低効率化し，乳製品の低品質化を招く。関連する経済的損失を計算することは難しく，個々の酪農家への直接的な影響を推定することはさらに困難である。乳価に直接影響する乳質の変化には，細菌数と体細胞数が含まれる。ほとんどの国では，バルク乳の細菌数およびBTSCCに対して制限（支

払いスキームまたはボーナスシステム）が設定されている。BTSCC の増加は，ペナルティまたはボーナスが与えられないために経済的損失につながる可能性がある。さらに，ほとんどの生乳の支払いスキームは，ペナルティをもたらす可能性がある抗菌性物質残留検査を行う。

> 乳房炎による
> 経済的損失の
> 大部分は酪農家が
> 負担している

材料と投資

乳房炎管理には，お金がかかる資材や薬剤を利用する。これらの材料は，容易に更新可能（乳頭消毒剤および抗菌剤など）か更新不可能（搾乳施設など）のいずれかである。

淘汰

乳房炎の牛は淘汰されるリスクが高い。乳房炎による淘汰の費用は，乳量，産次数，泌乳ステージ，および罹患牛の繁殖状況によって異なるため，正確に見積もることは困難である。

乳房炎による経済的損失の大部分は酪農家が負っている。乳房炎に関連する経済的損失は，乳牛 1 頭あたり年間 200～300 ドルの範囲であり，そのうち約 2/3 は乳生産量の減少によるものである。ほかの乳房炎に関連する費用は，廃棄乳，代替牛，余分な労力，治療，および獣医療サービスに起因する。

乳房炎による損失は，乳房炎の発生，乳房炎の重症度，および市場の状況の違いにより，農場ごと，地域ごとに大きく異なる可能性がある。通常，乳房炎による経済的損失を計算する際に，治療にかかった費用のみが含まれる。予防の費用はしばしば除外されるが，農場の乳房炎に関する総費用には追加される。疾病に関わるコストは経済的な意思決定の基礎となる。疾病費用，可能な管理措置の費用，および管理措置の予想される効果の比較は，最適な決定を裏付けるであろう。

乳房炎による経済的損失のいくつかは乳製品によるものである。乳の組成や風味の変化により乳製品の異味や異臭などが生じ，否定的なイメージが持たれることで，長期的には乳製品業界の収益性に影響を及ぼす可能性がある。乳房炎と動物福祉は，乳製品のイメージに重要な役割を果たす。

動物福祉上の問題

乳房炎と乳牛が感じる痛みは関連している。臨床症状がより重篤であるほど，関連する疼痛は強い。しかし痛みの評価は難しく，定量化はさらに困難である。乳房炎は乳牛の最も一般的な疾病の 1 つであり，動物福祉を阻害する第 2 の要因（跛行に次ぐ）であると考えられている。乳房炎に関連する動物福祉は，適正な管理と牛舎構造を選択するか，乳房炎による悪影響を減らすことによって強化することができる。後者については，感染した乳牛がその環境に対応する能力を向上させることで，感染の重症度を低下させ，群寿命を延ばすことが，乳牛の福祉を向上させるうえで最速の方法であると考えられている。

公衆衛生上の問題

乳房炎罹患牛の乳汁中の微生物は，ヒトの健康にはほとんど脅威を与えない。しかし，深刻なヒトの病気を引き起こす可能性がある細菌は時々乳汁中に現れる。低温殺菌はヒトの健康を害する病原体を死滅させる期待が持てるが，生乳が消費される時，または低温殺菌に失敗した時が心配である。乳房炎の一般的な原因菌である *Staphylococcus aureus* の一部の株は，ヒトに摂取されると悪心，嘔吐，および腹部痙攣を引き起こすエンテロトキシンという毒素を産生する可能性がある。これらの微生物を含む乳が適切に冷却されていないと，毒素が生成される可能性がある。こうした毒素は生乳からのチーズ製造中にも形成され得る。また，いったん形成された毒

素は加熱または乾燥によって破壊されることはない。サワークリームなどの乳製品の後処理汚染も，乳の不適切な取り扱いおよび保管の条件下で起こり得る。しかし，生乳が適切に冷却され，低温殺菌され，その後正しく処理されれば，毒素が形成される危険性はほとんどない。

乳房炎の発生率が高い農場からの乳を摂取しても，公衆衛生上直接的な特定の健康上のリスクをもたらすことはない。しかしながら，農場での乳房炎の発生と農場衛生との間には関連性が存在する。さらに，乳房炎治療と抗菌性物質残留のリスクとの間には関係がある。抗菌性物質残留物は公衆衛生上の問題である。食品中の残留は，抗菌薬に対してアレルギーがある人々に深刻な反応を引き起こす可能性がある。また，低レベルの抗菌薬を含む食品を摂取することによる健常なヒトへの感作，および抗菌薬の耐性菌株の増長も懸念されている。乳牛での使用が承認されていない製剤の回避，適切な投与量の使用，製剤ラベルに指定されている出荷禁止期間の遵守，ミルクローリー検査による抗菌薬の慎重な使用は，生乳および肉の抗菌性物質残留のリスクを最小限に抑える。

このように公衆衛生と乳房炎の間には直接的な関連はないが，間接的な関係が存在する。したがって，牛群の乳房炎レベルの低下は，生乳および製造乳製品の安全性および品質の向上によって判断されるように，生乳の許容性および適合性に積極的に影響を及ぼすであろう。

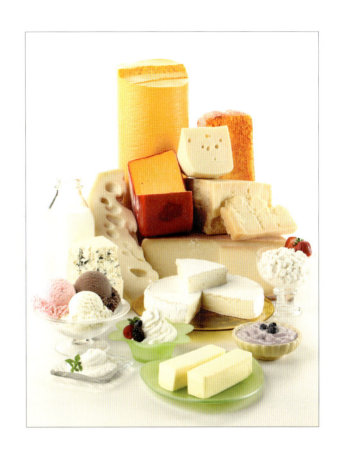

乳房炎が乳生産，組成，品質に及ぼす影響

2章

乳房炎は乳量を減らし，乳組成を変化させる。個々の牛におけるこれらの変化の大きさは，感染の重症度や期間，原因微生物によって異なる。牛群のなかの感染牛（臨床型と潜在性の両方）の割合は，バルク乳の損失と乳組成の変化を決定する主な要因である。潜在性乳房炎は，乳汁が正常に見えても乳生産量の減少と乳成分の変化をもたらす。一般的に臨床型乳房炎は，泌乳の即時かつ顕著な減少ならびに乳汁の性状および成分の変化を引き起こす。

乳房炎はほとんどの場合，細菌が原因である。これらの微生物は乳腺の乳産生組織に直接損傷を与え毒素を産生する。一方で牛は侵入する微生物を排除するために乳腺内の炎症反応を惹起させる。炎症反応は乳生産量を減少させ，感染した分房から生産される乳において観察される組成変化の主な原因となる。一般に組成変化は乳汁中に存在する血液成分の増加および通常の乳成分の減少を含む。乳生産量の減少と組成変化は，感染期間，曝露強度，原因微生物の種類によって異なる。

牛レベルでの影響

体細胞数は，乳房炎の指標として最も一般的に使用される測定値である。

体細胞は主に白血球であるが，乳腺上皮細胞が少しの割合でみられることがある。多形核好中球（PMN）は，感染した分房の乳汁中に存在する優勢な白血球である。PMN は，感染性微生物または組織損傷の存在によって分房に遊走す

る。それらの目的はこれらの微生物を貪食し殺菌することである。未感染分房の乳汁は，一般的に体細胞数が 20 万個 /mL 未満である。

体細胞数の増加に伴う乳生産量の減少については，数多くの積算がある。感染組織に関連する乳量損失は，潜在的乳生産量の約 3〜100％の範囲であることが分かっている。一般的に分房乳の体細胞数が高いほど損失は大きくなる。合乳に基づく損失の積算は 2〜25％と報告されている。調査によると，未感染の分房は感染した分房の乳の喪失を部分的に補う可能性がある。未感染の分房による乳の代償は，初産牛よりも 2 産以上の泌乳牛の方が起こりやすい。

個々の牛の体細胞数を報告する様々なシステムがある。北アメリカでは，Dairy Herd Improvement Association（DHIA）が合乳の体細胞数を 0 から 9 までの 10 のカテゴリーに分類する体細胞数スコアリングシステムを採用している。体細胞数をリニアスコア値に変換することで**表 2.1** のように表記することができる。

DHIA プログラムは各搾乳牛の体細胞数を決定し，体細胞数またはリニアスコアを報告している。リニアスコアを用いて乳生産損失を推定することが

> ### 乳房炎のほとんどは細菌によって引き起こされる

表 2.1　体細胞数に基づくリニアスコア計算

例：SCC＝200（体細胞数 20 万個 /mL）
1. SCC を 100 で割る
$200/100＝2$
2. 自然対数をとる
$\ln 2＝0.693147$
3. この値を 0.693147 で割る
$0.693147/0.693147＝1$
4. 結果に "3" を加える
$1＋3＝4$ リニアスコア

2章　乳房炎が乳生産，組成，品質に及ぼす影響

表2.2　リニアスコアの増加と産次別損失乳量（概算）

平均リニアスコア	平均体細胞数 (1,000s/mL)	乳量差*	
		1産	2産以上
		(lbs/305日)	
0	12.5	–	–
1	25	–	–
2	50	–	–
3	100	-200	-400
4	200	-400	-800
5	400	-600	-1,200
6	800	-800	-1,600
7	1,600	-1,000	-2,000

＊リニアスコア2との比較

できるが，泌乳期の平均リニアスコアは乳生産量の減少を最も正確に反映する。泌乳期の平均リニアスコアが高い牛ほど，乳量が少なくなる（表2.2）。

　年齢の高い牛の生産損失は初産牛の約2倍である。特定の体細胞数またはリニアスコアで，1頭の牛について失われた正確な乳量を計測することは不可能である。しかし，体細胞数の上昇が酪農家に大きな損失をもたらすという事実は残り，そして，ほとんどの場合，体細胞数の上昇は乳房内感染の存在による。

　乳組成の変化は，乳腺感染後の体細胞数の増加を伴う。表2.3は低体細胞数乳である正常乳と高体細胞数乳の組成を比較したものである。これらの比較は，牛間の変動を減らすために，同じ牛の反対側の分房の高体細胞数乳と低体細胞数乳の間で頻繁に行われた。体細胞数の増加は，乳汁中の乳糖および脂肪の含有量の減少と関連している。これはこれらの成分を産生する乳腺の能力が低下するためである。乳房炎は生乳中の脂質やタンパク質の分解を促進させる。

　潜在性乳房炎による総タンパク質含有量の変化はほとんどみられないかもしれないが，存在するタンパク質の種類には著しい有意な変化が生じる。主要な乳タンパク質はカゼインである。カゼインは高い栄養価を持ち，チーズ製造において非常に重要である。高体細胞数乳ではカゼイン含有量は減少する

表2.3　体細胞数の増加と乳成分の変化*

項目	正常乳	高体細胞数乳	高体細胞数乳／正常乳
	(%)		
無脂固形	8.9	8.8	99
乳脂肪	3.5	3.2	91
乳糖	4.9	4.4	90
総タンパク質	3.61	3.56	99
総カゼイン	2.8	2.3	82
ホエイタンパク質	.8	1.3	162
血清アルブミン	.02	.07	350
ラクトフェリン	.02	.10	500
免疫グロブリン	.10	.60	600
ナトリウム	.057	.105	184
クロール	.091	.147	161
カリウム	.173	.157	91
カルシウム	.12	.04	33

＊様々な研究において見られた乳成分の変化
Source: Dairy Field Day. Coastal Plain Experiment Station, Tifton, GA. June, 1994.

が，低品質の乳清タンパク質濃度が増加し，その結果，同様の総タンパク質含有量になる。低品質の乳清タンパク質とは，血清アルブミン，免疫グロブリン，およびトランスフェリンなどの血清タンパク質であり，通常，血清タンパク質が乳汁に入るのを妨ぐ膜が破壊されることで乳中に増加する。

　乳房炎は乳中のミネラル含有量にも影響を与える。高体細胞数乳では血液から乳へのミネラルの通

過が増加するため，ナトリウムおよびクロールが増加する。カリウムは正常乳中の主なミネラルであり，損傷した分泌細胞間の移動により，乳からリンパ液へと移行するために減少する。乳中のカルシウムの大部分はカゼインと関連しており，カゼイン合成の中断は乳房炎牛の乳中のカルシウム濃度の低下をもたらす。ミネラル含有量のこれらの変化は乳のpHと電気電導度に影響を与える。正常乳のpHは一般的に約6.6だが，乳房炎乳では6.9以上に上昇する。

> **多くの酵素は乳質に悪影響を及ぼす**

ほかの重要な組成変化には，損傷を受けた乳房組織，血流，または乳汁体細胞に由来する酵素の増加がある。これらの酵素の多くは生乳の品質に悪影響を及ぼす。酵素リパーゼの増加は遊離脂肪酸の含有量を上昇させ，乳房炎牛の乳中に異臭を生じさせる可能性がある。また，酵素プラスミンは高体細胞数乳中で濃度が2倍となる。プラスミンはカゼインを分解し，カゼイン含有量を著しく減少させる可能性があり，その結果，チーズおよびほかの製造製品の収率が低下し，乳中に異臭を生じる。

牛群レベルでの影響

バルク乳体細胞数（BTSCC）は，一般的に牛群の感染分房の有病率を反映している。BTSCC，感染の有病率，生産損失の間には重要な関係がある（**表2.4**）。

一般的にBTSCCの増加は生産損失の増加を伴う。**表2.4**における生産損失は，BTSCC 20万個/mLを基準とした時の損失割合として計算された。しかし，BTSCC 20万個/mLの牛群で分房の平均約6%が感染しているので，これらの損失推定値は控えめなものになるかもしれない。

BTSCCと牛群平均体細胞数スコアはどちらも乳房の健康状態を示し，牛群の傾向をモニタリングす

表2.4　バルク乳体細胞数と分房感染率および損失乳量

BTSCC/mL	牛群の有病率	生産損失[*]
20万	6	0
50万	16	6
100万	32	18
150万	48	29

[*] 20万個/mLを基準とした時の損失割合

ることを可能にする。どちらの測定も乳製品製造業者に潜在性乳房炎の存在と生乳の品質の問題を警告することができる。

酪農家は，著しく高い体細胞数を示す分房が少数でも存在すれば，BTSCCが劇的に上がり得ることを知っておくべきである。このようなことは，小さな牛群でより顕著に現れる可能性がある。DHIAの平均リニアスコアは，少数の牛の体細胞数の変化による影響を受ける可能性は低い。このシステムでは，牛の約50%が牛群平均スコアを上回り，50%が牛群平均スコアを下回っている。BTSCCの算術平均ではなく幾何平均（対数）を使用しても，同様の効果が得られる。

乳質

乳房炎は酪農家の利益を減少させるだけでなく，乳質の悪化のために加工業者にとって重要で費用のかかる損失をもたらす。品質パラメーターの低下は，牛群の体細胞数が20万個/mLの場合に検出される。チーズ，粉ミルク，発酵製品，液体乳など，様々な乳製品が影響を受ける（**図2.1**）。

乳房炎による生乳の組成変化は，チーズの品質と収量に直接影響する。カゼインはチーズの主なタンパク質であり，乳房炎による乳カゼイン含有量低下および乳のアルカリ化（pH）によってチーズの収量が大幅に減少する。100ポンドの牛乳は約10ポンドのチーズを産み出す。体細胞数が24万個/mLの生乳に比較して64万個/mLの生乳は，チーズ収量

2章 乳房炎が乳生産，組成，品質に及ぼす影響

で3～4%の損失を増加させる。

乳中のpH，ナトリウム，およびクロールの増加は，カゼインのカード形成のレンネット凝固に悪影響を及ぼし，チーズ製造時間の延長による人件費の増加を引き起こす。高体細胞数乳を使用して製造されたチーズは水分含有量が多く，品質が劣り，結果として製造業者の収益が低下する。高濃度の遊離脂肪酸は異臭を生じ，発酵乳製品の製造に使用する細菌培養に対して阻害的である。乳房炎牛から得られた生乳は最大熱安定性が変化しているため，粉ミルクから製造される製品の安定性が低下する。貯蔵の間，体細胞数が高い低温殺菌乳の品質は，体細胞数が低い牛乳よりも急速に品質が低下し保存期間が短くなる。

体細胞数レベルは，乳房の健康に直接関連する乳質の尺度として広く認識されている。体細胞数が高い生乳では，抗菌性物質残留違反のリスクが高いことも観察されている。多くの生乳調達機関は高品質の生乳を重んじ，生乳の代金に奨励金を含めることで農場での高品質の製品の生産を奨励してきた。多くの報奨プログラムには，品質の劣る製品に対するペナルティではなく，高品質の生乳（低体細胞数）に対するプレミアムが含まれているが，これは生乳の最終ルートと国によって異なる。

乳房炎は乳生産量を著しく減少させ，乳組成を変化させるため，酪農家は乳生産量と品質の低下に起因するコストの増加と収益の低下を招く。加工業者にとって乳房炎は，処理における多くの問題，製品の収率の低下，製品の品質および安定性の低下を意味し，これらすべては最終的に消費者の受け入れに悪影響を及ぼす。したがって質の高い乳製品の生産は，農場ではじめなければならない。最適な乳房炎管理の実施は，酪農家と加工業者へより高い利益をもたらし，乳製品の高品質化と消費者の需要を高めるであろう。

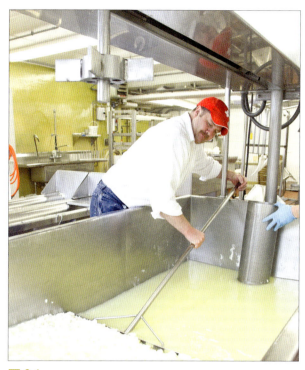

図 2.1
乳房炎は乳質に望ましくない影響を及ぼし，チーズなどの乳製品の生産量を減らす。

牛の乳房炎を引き起こす微生物

3章

乳房炎は，世界中で多くの乳牛に影響を与える乳房の炎症である。乳房炎は，いくつかの多様な細菌が乳房に感染するという点で，ほかの多くの動物の病気とは異なる（図3.1）。これらの病原体は乳房に侵入して増殖し，有害な物質を生成し，炎症，乳生産量の減少，乳質の変化をもたらす。乳房炎は様々な病原体によって引き起こされる可能性があるため，管理は非常に難しく，経済的損失は計り知れない。このため乳房炎は，世界中で収益性の高い乳製品生産の最も重要な制限要因の1つであり続けている。

乳房内感染症の大部分は，数種類の細菌（ブドウ球菌，連鎖球菌およびいくつかのグラム陰性菌）によって引き起こされる。最も頻繁に乳房炎を引き起こす原因微生物は，大きく2つのカテゴリーに分けられる。伝染性乳房炎原因菌は主に搾乳の過程で牛から牛へと広がり，環境性乳房炎原因菌は乳牛の飼養環境全体にみられる。乳房炎原因菌が伝染性か環境性かにより，制御するために推奨される戦略が異なるので，この区別は実務上重要である。

伝染性乳房炎原因菌

伝染性乳房炎は主にStaphylococcus aureusとStreptococcus agalactiaeによって引き起こされる（表3.1）。これらの細菌の主な供給源は感染牛の乳房である。これらの細菌は感染した乳房の分房から乳汁中に流れ出る。したがって，感染している地域や牛での伝染性乳房炎原因菌の伝播は，主に搾乳時に起こっている。ほかの伝播方法には，汚染された搾乳機器や乳房清拭タオル，ハエ，搾乳者の手などがある。また，S. aureusは牛の皮膚およびヒトを含むほかの動物の皮膚の損傷でできたかさぶたにも生息している。そしてそれらはハエおよび環境から分離されている。また，S. aureusはノサシバエによって分娩前に未経産牛に伝播する可能性があり，これらの感染は搾乳牛群の牛への再感染の原因となる可能性がある。S. agalactiaeは乳房の偏性寄生菌と考えられているが，汚染された乳汁に接触した皮膚や機器の表面にもみられる。またS. agalactiaeは乳汁中に大量に排出されることが多く，バルク乳の細菌数を増加させる。

伝染性乳房炎原因菌は，乳房内の環境によく適応

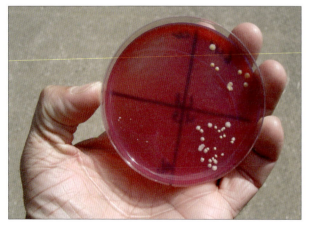

図3.1
多様な微生物が乳房炎の原因となる。

表3.1 牛乳房炎の原因となる伝染性および環境性乳房炎原因菌

伝染性乳房炎原因菌	環境性乳房炎原因菌
Staphylococcus aureus	Streptococcus uberis
Streptococcus agalactiae	Streptococcus dysgalactiae
Mycoplasma bovis	Other Streptococcus spp.
Mycoplasma spp.	Escherichia coli
Corynebacterium bovis	Klebsiella spp.
	Enterobacter spp.
	Citrobacter spp.
	Enterococcus faecalis
	Serratia spp.
	Enterococcus faecium

しており，慢性感染のように長期間，軽度の潜在性乳房内感染を引き起こすことが多い。伝染性乳房炎の問題を抱える牛群にはいくつかの特徴がある。それは，(1)泌乳期の乳房炎有病率が高い，(2)バルク乳体細胞数（BTSCC）が高い，(3)感染が長期間に及ぶ，(4)ほとんどが潜在性で，低い割合で臨床型乳房炎を起こす，(5)乾乳期の新規感染率が低いなどである。

S. agalactiae および S. aureus による伝染性乳房炎は，良好な乳房衛生ならびに有効なディッピング剤による搾乳前後の消毒など，搾乳時の細菌の拡散防止の手順によって効果的に防除される。一般的に推奨される方法は，既存の感染を排除し，乳房に新規感染の起きやすい乾乳初期の新たな感染を防ぐために，泌乳期の最後の搾乳後に，乾乳牛での使用が承認された抗菌剤を全頭，全分房に注入することである。慢性感染牛の淘汰は，伝染性乳房炎原因菌の発生源および未感染牛への曝露を減らすために必要かもしれない。S. agalactiae は，現在利用可能な乳房炎防除法を用いて牛群から根絶することができる。また S. aureus においてはほとんどの牛群において非常に低いレベルにまで減少させることができ，そしていくつかの牛群では根絶することができる。それにもかかわらず，これら2つの伝染性乳房炎原因菌は依然としていくつかの乳牛群に広まっており，特に効果的なディッピングおよび乾乳期抗菌剤治療を実施していない牛群において深刻な経済的損失を引き起こし続けている。

Mycoplasma bovis およびほかの Mycoplasma spp. も，重要な伝染性乳房炎原因菌として多く報告されている。M. bovis は最も一般的な種であり，おそらく最も深刻な乳房炎の問題を引き起こす。Mycoplasma spp. は細胞壁を持たず，検出のために特別な培養技術を必要とする。一般的な乳房炎原因菌によって引き起こされる臨床型乳房炎に対する乳汁の培養法では，細菌数が少ないために約1/3が培養陰性となる。しかしながら，臨床型乳房炎牛の乳汁試料が標準的培養方法で原因菌陰性であり，個々の牛で複数の分房（多くの場合4つすべて）が罹患して

いる場合，Mycoplasma 乳房炎を疑うべきである。Mycoplasma 乳房炎のほかの徴候には，突然の発症，牛群への急速な拡大，乳生産量の著しい減少，そして治療に対する抵抗性がある。

Mycoplasma 乳房炎は，導入された牛から牛群に広まる可能性があり，搾乳中に感染牛から未感染牛に広まる。いくつかの発生は，泌乳牛または乾乳牛の不衛生な治療手順によって増長される。不適切な搾乳機の性能や使用法は，乳牛間の拡散を早める可能性がある。Mycoplasma 乳房炎の治療は効果が望めない。Mycoplasma 乳房炎の診断と防除に関する専門家や獣医師による助言は，各群の感

> 伝染性乳房炎原因菌の伝播は，主に搾乳時間に起きる

染状況が異なるため重要であり，防除手法は関与する Mycoplasma の種類によって異なるかもしれない。

いくつかの牛群で一般的である症状がマイルドなもう1つの伝染性乳房炎原因菌は，Corynebacterium bovis である。この細菌の主な生息場所は，感染した乳房または乳頭管であるといわれている。C. bovis は，不適切なディッピングおよび無効なディッピング剤の使用により，牛から牛へと急速に広がる。C. bovis の有病率は，効果的な殺菌性のディッピング剤，適正な搾乳衛生，および乾乳期抗菌剤治療を行っている牛群では非常に低いはずである。

環境性乳房炎原因菌

環境性乳房炎原因菌は，特に伝染性乳房炎原因菌を制御するための手法を適用している，よく管理された乳牛群においてますます重要になっている。環境性乳房炎原因菌の疫学は，伝染性乳房炎原因菌によって引き起こされる乳房炎とは著しく異なる。したがって，伝染性乳房炎原因菌に対して有効である乳房炎の防除方法は，環境性乳房炎原因菌に対して有効性が低い。最も頻繁に分離される環境性乳房炎

原因菌は，総称して環境性連鎖球菌と呼ばれる数種類の連鎖球菌，およびグラム陰性菌である（**表3.1**）。環境性乳房炎原因菌の主な発生源は，牛の飼養環境（土壌，植物素材，ふん尿，敷料，汚染水）である。乳腺の環境性乳房炎原因菌への曝露は主に搾乳と搾乳の間に起こるが，搾乳の過程でも起こることがある。環境性乳房炎の問題を抱えている牛群のいくつかの特徴には，(1)泌乳期の乳房炎有病率が低い，(2)BTSCC が低い，(3)短期間の感染，(4)臨床型乳房炎を引き起こす乳房内感染，(5)乾乳期の高い新規感染率がある。

乳房炎に関与する主な環境性連鎖球菌は，*Streptococcus uberis* および *Streptococcus dysgalactiae* subsp. *dysgalactiae* である。頻繁に単離されないほかの環境性連鎖球菌には，*Streptococcus acidominimus*，*Streptococcus alactolyticus*，*Streptococcus canis*，*Streptococcus equi*，*Streptococcus equinus*（旧 *Streptococcus bovis*），*Streptococcus parauberis*（旧 *S. uberis* genotype II）がある。乳房炎に関与する腸球菌には *Enterococcus durans*，*Enterococcus faecalis*（旧 *Streptococcus faecalis*），*Enterococcus faecium*（旧 *Streptococcus faecium*），および *Enterococcus saccharolyticus*（旧 *Streptococcus saccharolyticus*）が含まれる。環境性連鎖球菌のなかでは *S. uberis* と *S. dysgalactiae* が最も検出される。*S. dysgalactiae* は伝染性と環境性の両方の特徴を持つ。*S. dysgalactiae* は乳頭消毒と乾乳期治療によって容易に制御され，このことは感染がしばしば牛から牛へ起こることを示唆している。しかしながら，牛群内に現在の乳房内感染がない場合，新規感染が確立される可能性がある。これらの例では，微生物の感染源は，牛のほかの部位または環境からのものである。

いくつかのグラム陰性乳房炎原因菌は，乳房炎を引き起こす可能性がある（**表3.1**）。最も一般的なのは *Escherichia coli* と *Klebsiella* spp. である。グラム陰性菌によって引き起こされる乳房内感染の多くは臨床型乳房炎となる。グラム陰性菌を原因とする乳房炎は，臨床型乳房炎全体の 30〜40％を占めると推定されている。最近の研究では，すべての乳房炎原因菌のなかで，*E. coli* による乳房内感染の重要性の増加が示されている。そしてこれらの研究は，*E. coli* が多くのよく管理された酪農場において大きな問題となり，結果として高い乳損失と感染牛の喪失（頻繁な淘汰または斃死）がみられていることを示している。

グラム陰性菌は，常在的に動物の腸管や土壌に生息し，ふん尿や汚染された水や敷料に蓄積し増殖する。ほかの環境性乳房炎原因菌は，土壌，植物材料，および敷料において一般的である。そしていくつかは動物の様々な体の部位から分離することができる。実際には，環境性乳房炎原因菌を牛の環境から排除することはできないが，清潔で乾燥した環境を維持することで病原体の数を低く抑えることは可能である。牛のいる環境に存在する細菌の量が多いほど，感染や乳房炎のリスクが高いため，これは基本的に重要である。乳房内で環境性乳房炎原因菌への感染が確立されると，感染した分房からほかの未感染の分房への細菌の移行が起こり得る。しかしながら，感染経路は必須ではなく，乳房は新たな感染の主な原因であるとは考えられていない。環境性乳房炎原因菌への曝露は，一般に搾乳と搾乳の間に起こる。

環境性乳房炎原因菌の新規乳房内感染の割合が高いのは，乾乳期と分娩時である。乳房の新規乳房内感染に対する感受性は，乾乳後 2 週間と分娩前後 2 週間に最も高くなる。乳房の新規乳房内感染に対する感受性は，泌乳が進行するにつれて徐々に低下する。乳房内感染率は，暑く湿気の多い時期に増加する傾向がある。これは，敷料の細菌数の増加や，おそらく乳房炎やほかの病気に対する牛の感受性の上昇と一致している。環境性乳房炎原因菌による感染の多く（60〜70％）は 30 日以内と短期間である

> 環境性乳房炎原因菌は，特に伝染性乳房炎原因菌がよくコントロールされている牛群において，ますます重要となる

3章　牛の乳房炎を引き起こす微生物

が，なかには長期間持続するものもある。泌乳期中に環境性連鎖球菌の約40〜50％，および大腸菌群（Coliform）感染の80％が臨床型乳房炎を引き起こす。グラム陰性乳房炎原因菌によって引き起こされる乳房内感染症は，一般に約50％は10日以内，70％は30日以内と短期間である。しかしながら，*E. coli* および *Klebsiella* spp. によって引き起こされる長期間の慢性 Coliform 感染症が起こることがあり，最近の研究では，慢性乳房炎の牛から単離された *E. coli* 株が乳腺によく適応し，局所防御を回避するための毒性メカニズムを樹立したことを示唆している。

泌乳期中に起こる Coliform 乳房内感染症の約10％は，獣医師による処置と集中治療を必要とする甚急性乳房炎を引き起こす。重度の Coliform 乳房炎は，しばしば泌乳の深刻な障害を引き起こし，牛を死に至らせる可能性がある。臨床型 Coliform 乳房炎の多くの症例は，明らかに異常な乳汁および感染分房の軽度から中等度の腫脹を有するが，全身的な疾患の徴候はほとんど，またはまったくない。

現在の乳房炎の防除方法が広く受け入れられるにつれて，より多くの乳牛が環境性乳房炎に関する問題を経験する可能性が高くなる。環境性乳房炎の防除は，新規感染を防ぐことによって最もよく取り組まれている。もしさらなる乳房炎防除を獲得するためには，環境性乳房炎原因菌に対してより効果的である手順を特定するために，さらなる研究が必要である。乳房炎防除の新しいまたは改善された方法が開発されるまでは，搾乳前後のディッピング，乾乳時の抗菌剤治療，十分な栄養摂取，敷料に無機物を使用，ならびに泌乳および乾乳時の清潔で乾燥した環境の維持が，牛群の環境性乳房炎のレベルに大きな影響を与えるといえよう。

> 環境性乳房炎原因菌への曝露は，一般的に搾乳と搾乳の間に起こる

そのほかの一般的な乳房炎原因菌

Coagulase-negative staphylococci（CNS）は，現在推奨されている乳房炎防除手法を用いて牛群の乳汁試料から分離された最も一般的な細菌である。CNS の乳房内感染症の重要性は明確には示されていない。CNS の重要性の解釈を混乱させるのは，このグループの微生物内の種の多様性である（**表3.2**）。CNS は一緒にまとめられることが多いが，牛群のなかにおいて CNS 分離の頻度にかなりのバラツキがあることが報告されており，CNS のなかにはほかのものよりも問題が多いものもある。CNS は非病原性または軽度の病原性であることが示唆されいるため，文献では CNS を副次的な乳房炎原因菌と呼ぶことが多い。しかしながら，CNS の乳房内感染を有する牛からの乳汁は，未感染の乳腺からの乳汁と比較して，有意に体細胞数が高い。さらに，CNS は臨床型乳房炎を引き起こす可能性があるが，その発生率は群間で大きく異なり得る。

CNS は，*Staphylococcus hyicus* のコアグラーゼ陽性株や *S. aureus* 以外の乳汁から単離されたすべての *Staphylococcus* spp. を含む。これまでの研究は，乳腺分泌物から分離された CNS が，*Staphylococcus chromogenes*，*S. hyicus*，*Staphylococcus simulans*，*Staphylococcus epidermidis*，*Staphylococcus warneri*，*Staphylococcus sciuri*，*Staphylococcus xylosus* などのいくつかの菌種からなることを示している。最も一般的に分離される CNS は，

表 3.2　牛乳房炎の原因となる CNS

Staphylococcus chromogenes
Staphylococcus hyicus
Staphylococcus warneri
Staphylococcus epidermidis
Staphylococcus cohnii
Staphylococcus simulans
Staphylococcus xylosus
Staphylococcus sciuri
Staphylococcus saprophyticus

21

S. hyicus, *S. chromogenes*, *S. epidermidis*, *S. simulans*, *S. xylosus*, *S. saprophyticus*, *S. sciuri*, *S. cohnii* のような正常皮膚細菌叢の一部であり，それらは環境中で自由に生息していることが分かっている。CNS は日和見的に皮膚または環境から乳頭管および乳腺に感染する。多くの CNS 感染症は一過性であるが，一部の CNS 感染は泌乳期中も持続する。牛から牛への感染リスクは低いと考えられている。CNS 感染の有病率は，初妊牛の方が高齢牛よりも高い傾向があり，罹患率は，以降の泌乳期よりも分娩直後（乾乳期に由来する）に高くなる。様々な牛群からの CNS の罹患率が，分房の 3～30％，牛の 27～55％に及ぶと報告されている。分娩前の初妊牛の乳腺分泌物中の CNS の罹患率は，分房の 50～60％と高いことが報告されている。CNS 感染は通常体細胞数の軽度な増加と関連しているが，時折 50 万個/mL を超える体細胞数が感染分房で観察される。有効なポストディッピングは，CNS 感染を防除するための最も効果的な方法である。乾乳期治療は泌乳期の終わりに既存の感染症の高い割合を排除するであろう。しかし乾乳期の新規 CNS 感染が起こり得る。

> **CNS 感染の有病率は，老齢牛よりも初産牛の方が高い傾向にある**

まれにみられる乳房炎原因菌

ほかにも多くの細菌が乳房炎を引き起こす可能性がある（**表3.3**）。これらの感染は通常散発性であり，牛群中の 1 頭または数頭の牛にしか影響を与えない。しかし，いくつかの珍しい乳房炎の原因微生物のなかには，牛群に深刻な問題を引き起こす可能性があるものもある。牛群に問題が発生した場合は，異常な病原体が存在することを即座に認識し，適切な管理対策を迅速に実施することが重要である。まれではあるが個々の症例または牛群で重度の乳房炎の発生を引き起こす微生物には *Pseudomonas aeruginosa*，*Serratia* spp.，*Trueperella pyogenes*，*Mycobacterium* spp.，*Nocardia* spp.，様々な Yeasts，カビ，藻類が存在する。ほかにも多くの微生物が乳房炎のまれな原因として報告されている。

P. aeruginosa は急性乳房炎を引き起こすが，通常は軽度の臨床型乳房炎の断続的な再発を特徴とする慢性感染を引き起こす。抗菌剤治療は臨床症状を改善させるが，通常，感染を除去しない。*P. aeruginosa* に感染した牛は頻繁に淘汰される。*P. aeruginosa* は汚染された水の供給源，土壌，動物のふん尿，牛舎，および不適切に洗浄された搾乳機から分離されてきた。牛群で頻繁に発生する場合は，乳牛の搾乳準備に使用する水に注意を払う必要がある。第 4 級アンモニウム化合物やヨウ素系消毒剤を洗浄水に添加した場合でも，搾乳室のドロップホースが *P. aeruginosa* に強く汚染されている可能性がある。感染は，乳房注入を行う時に汚染された注入薬の使用から，または時折，汚染されたディッピング剤の使用から生じる。

Serratia spp. はしばしば数回の泌乳期を持続する慢性感染症を引き起こし，抗菌剤治療に対する反応が乏しい。感染率は泌乳期より乾乳期の方が高い。*Serratia* spp. の乳頭への曝露は，乳頭が土壌や植物性物質などの環境源に接触することに起因するため，主に搾乳と搾乳の間に起こる。*Serratia* spp. のいくつかの株は，グルコン酸クロルヘキシジンを含有する殺菌剤に耐性がある。*Serratia* spp. による乳房炎が牛群で疑われる場合は，グルコン酸クロルヘキシジンを含むディッピング剤を避ける必要がある。

Trueperella pyogenes（旧 *Arcanobacterium pyo-*

表3.3　まれにみられる乳房炎原因菌

Pseudomonas aeruginosa	*Bacillus cereus*
Trueperella pyogenes	Yeasts：*Candida*
Nocardia spp.	カビ
Mycobacteria	藻類：*Prototheca*
Serratia spp.	

genes）は，通常，濃厚で化膿性の分泌物を特徴とする重症の臨床型乳房炎を引き起こす。時折この状態に関連する悪臭は，存在が疑われるものの通常の培養方法では検出されない嫌気性細菌によって引き起こされる。*T. pyogenes* による乳房炎は，乾乳牛，分娩前または分娩時の未経産牛で最も頻繁にみられ，時折，乳頭または乳房の損傷に続いて泌乳期の牛で起こる。*T. pyogenes* 乳房内感染に対する抗菌剤治療は通常無効であり，一般に分房の喪失または牛の淘汰をもたらす。イギリスおよび北ヨーロッパでは，牧草地で飼養されている乾乳牛および未経産牛で一般的であり，「夏季乳房炎」として知られている。感染している微生物は一般的には *T. pyogenes* および *S. dysgalactiae* であり，損傷を受けた乳頭の皮膚に引き寄せられたハエによって感染する。

> **まれにみられる乳房炎原因菌のいくつかは，深刻な群の問題を引き起こす**

Mycobacterium spp. は不衛生な治療と治療器具により乳房に侵入する。*Mycobacterium* spp. の主な感染源は，土壌，水，動物の消化管，および感染牛である。牛の結核がコントロールされていない地域では，組織病巣からリンパ系および血液を介して *Mycobacterium* spp. が乳房に輸送される。*Mycobacterium* spp. による乳房内感染症は，利用可能な抗菌剤に対して耐性がある。感染が確認されたら，感染した牛は牛群から排除すべきである。

Bacillus cereus，*T. pyogenes*，*Nocardia* spp.，ならびに Yeasts やカビを含むグループは，それに汚染された治療製品または不適切な治療前の乳頭端の準備により乳房炎を引き起こす。いくつかの牛群の発生源は，汚染された抗菌剤，不適切な乳頭の衛生管理，そして汚染されている牛の間で原因微生物を広める注入薬やシリンジの使いまわしである。Yeasts 感染に対する抗菌剤治療は示されておらず，ほとんどの Yeasts 感染は治療なしで自然に除去される。慎重な無菌的治療技術と市販の単回投与乳房炎注入薬の使用は，乳房注入から生じる偶発的な感染の頻度を減らすであろう。

Prototheca は通常，牛の慢性乳房内感染症を引き起こす藻類である。抗菌剤治療またはほかの治療法は，*Prototheca* の乳房内感染に対して効果的ではない。また自然治癒は報告されていない。*Prototheca* は，泌乳期に急性ならびに潜在性および慢性の乳房内感染症を引き起こす。乳房内治療前の不適切な乳頭の衛生状態や，注入時の汚染もまた，乳腺感染の原因である。*Prototheca* の乳房内感染は，乾乳期にも起こることがある。*Prototheca* は，植物，土壌，泥，水路，淀んだ池，牛の飲料水，牛や豚のふん尿，ぬかるみ，牛舎，そしてフリーバーンの床やホールディングエリアなど，酪農環境の様々な環境汚染源から分離されている。

> **乳房内治療前の不適切な乳頭衛生，または汚染された注入器も感染源となる**

23

乳房炎の発症

4章

乳房の構造と泌乳生理

　乳房の組織構造および泌乳生理に関連した基礎的な知識を持つことは，乳房内への微生物の侵入経過およびその後の感染成立を経る乳房炎発症プロセスへの理解を深める。

　牛の乳房は，機能的に独立した外分泌の皮膚腺から分化した4つの乳腺組織で構成される器官である（個々の乳房を示す場合は分房）。それらは左右2つおよび前後の2つで構成されており，左右の分房は靱帯で，前後の分房は薄い中隔結合組織によって分けられている（図4.1）。前方の2つの分房では全乳汁の約40％，後方の2つの分房では全乳汁の約60％が合成され，かつ貯蔵される。分房ごとで合成された乳は，それに付随している個別の乳頭口から排乳される。それぞれの分房は，ほぼ個別の血管系，神経系および腹腔側に保定靱帯を有して独立している。

　4つの分房は，正中線および側部に沿って存在する乳房を保定する乳房提靱帯により体幹の腹壁側の下方で支持されている。特に内側板は強靱で，乳房全体重量の多くの部分の支持を担い，骨盤および骨盤の近くの腹筋の腱に付着している。外側板は乳房の側部に沿って左右に存在するもので，内側板と並行に走る。乳房はこの3つの靱帯によって縦方向に保定され，左右の分房は腹側で乳房間溝により隔てられる。また，内側板，外側板から保定板が派生し，乳房を横方向から保定している。

　各分房の内部は，乳頭口，乳頭管，乳管洞，乳槽および乳腺組織からなる（図4.2：A）。乳腺組織または乳の産生組織には，乳腺胞と呼ばれる微細な嚢

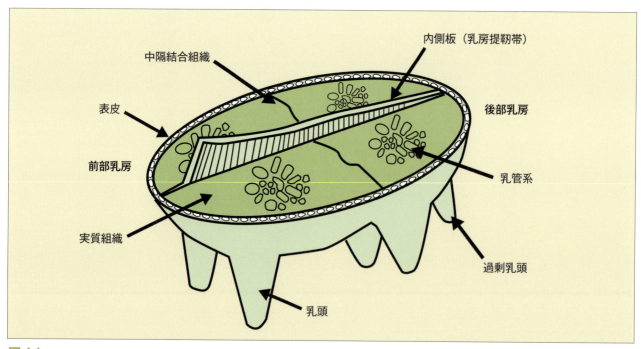

図4.1
4つの乳房の肉眼的視野での解剖学的断面構造図。

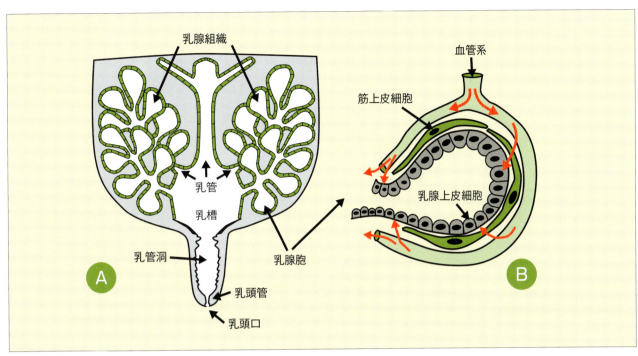

図 4.2
乳房を構成する乳頭口，乳頭管，乳管洞，乳槽，乳管および乳腺組織の構造（A）。乳房組織は，乳汁産生を担う乳腺上皮細胞が並んでいる乳腺胞と呼ばれる多くの微細な嚢様の袋で構成されている（B）。各乳房内には何百万もの乳腺胞がある。

様の構造が何百万も存在している（図4.2：B）。各乳腺胞には，乳を合成する乳腺上皮細胞が一層に並んでおり，さらにその外側を搾乳中に乳腺胞を収縮させる筋上皮細胞によって囲まれている。乳腺組織に存在する血管系からは，各乳腺胞の乳腺上皮細胞が乳タンパク質，乳脂肪，乳糖およびミネラルに変換する栄養素が供給されている。

乳汁が合成される期間を通し，乳は乳腺胞，乳槽および乳管洞に蓄積される。一方，子牛による吸乳あるいは人による搾乳作業により，蓄積された乳が催乳刺激または乳の射乳反射（図4.3）と連動して，乳頭管を通って排乳が促される。この射乳反射は，乳腺胞を囲む筋上皮細胞の収縮によって起こり，催乳に関連するホルモン刺激に対して間接的に反応するものである。具体的には，搾乳室で起こる搾乳機器からの動作音や搾乳作業者による乳房や乳頭への接触などによって，脳下垂体後葉から血流にホルモンの1種であるオキシトシンが放出される神経応答によって射乳反射が起こる（図4.3）。オキシトシンが乳房に到達すると，乳腺胞周囲の筋上皮細

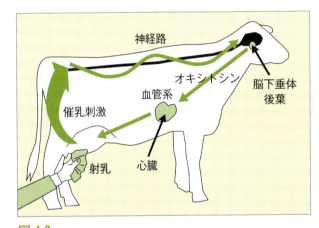

図 4.3
射乳反射。

胞の表面にある受容体にオキシトシンが結合し，乳腺胞の収縮がはじまり，乳腺胞内の腔から微細な乳管に乳が流入する。

乳腺胞で合成された乳汁は，微細な乳管を通り各々の小さな乳槽に流出し，より太い乳管を介して乳槽に集められる。搾乳の直前では，前の搾乳以降に蓄積された乳の約60％が乳腺胞および微細な乳管に，約40％は大きい乳管および乳槽に蓄積され

ている。乳頭管は腹壁側の乳管や乳槽と対側に位置し，そこから分房内に蓄積されている乳が体外に排出される。

乳頭管は，乳房内感染を引き起こす微生物にとって乳房内に侵入する際，はじめに通過する部位であるため，解剖学的に非常に重要である（図4.4）。一般的な乳頭管の構造は，長さは5〜13 mmであり，直径は遠位端で0.4 mm，近位端（フルステンベルグのロゼットのある側）で1.63 mmであり，乳槽へと続く。

乳頭口は，乳頭管を覆う層状の扁平上皮細胞の連続的な脱落または脱落屑によって形成される蝋状のケラチンで閉じられている。ケラチンは，搾乳と搾乳の間の乳頭管を密閉させて細菌の侵入を予防する，物理的な壁としての役割を担っている。ケラチンのなかの脂質およびタンパク質は，それ自体が数種類の微生物に対する抗菌活性を持っている。機械（ミルカー）による搾乳作業によって乳汁が乳頭管を通って排出される時は，乳汁の流圧によってケラチンの脱落が起こるが，搾乳後しばらくすると乳頭管の上皮細胞層の落屑などによって再度ケラチンがつくられ，その後の微生物の侵入を予防する壁として働く。

乳頭管は，搾乳と搾乳の間，乳頭管の密閉を維持させる役割を持つ括約筋である平滑筋線維の円形および縦方向の束によって取り囲まれている。収縮した状態の筋線維は，乳頭管からの乳汁の漏出を防ぎ，細菌の浸入を防ぐのに十分な力で乳頭管のケラチンをしっかりと圧縮している。この乳頭管の括約筋は，吸乳あるいは搾乳作業の際には乳汁の流れに適応して弛緩する。括約筋の収縮が弱い，あるいは機能不全になっている乳頭管は，俗に「漏乳」と呼ばれる現象を起こす。そのような乳頭管を持つ分房では，乳槽に溜まった乳を出す搾乳時間が短くなるが，強靭な括約筋を持つ乳頭管を有する分房と比較して乳房炎の発生率は高くなる傾向にある。

微生物の乳房内への侵入

乳房炎あるいは乳房内の感染は，細菌などの微生物が乳頭口から乳頭管を通って乳管洞や乳槽で増殖することにより，乳の産生組織の深部方向に進行する（図4.5：A）。乳房炎の原因となる微生物は，搾乳中および搾乳と搾乳の間にいくつかの経路から乳頭管を通って乳房内に侵入する。

搾乳機器の使用によって細菌が乳頭管を通って乳房内に侵入するメカニズムは，乳頭管からの乳汁の機械による物理的移動の経過と関連する。細菌が混入した乳汁は，1本の搾乳機のミルクライナーからの突然の空気の流入（ライナースリップ）によって，ミルククロー（ミルク輸送管4本が1カ所に集まる部分）内に空気とともに一気に運ばれる。その際，ミルクライナーの下部から乳の流出が加速される可能性があり，その作用で乳の移動が速まると，その流れによって細菌が混入した乳汁がほかの分房に運ばれてしまう可能性もある。このような突発的なライナースリップは，30年前ないし40年前に搾乳機器による乳房炎誘発の一般的な原因となっていたが，実験によりそのメカニズムが解明されたこと，またクラスター部の設計が改善されたことで，搾乳機器が誘発原因となる乳房炎は近年ではかなり少なくなった。

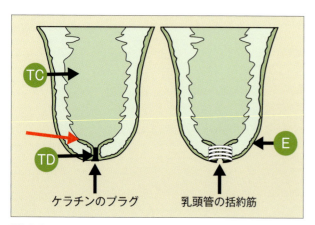

図4.4
乳頭管（TD）および乳管洞（TC）を含む乳頭部位の縦方位の組織断面。フルステンベルグのロゼットがある箇所を赤の矢印で示す。乳頭管は蝋様のケラチンで閉塞されている（左）。括約筋の部位は右に示す。外側の乳頭の皮膚（表皮-E）は，乳頭口を経て乳頭管内まで連続している。

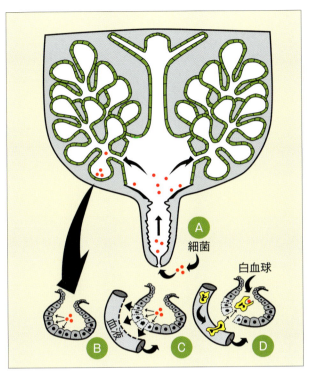

図 4.5
乳房炎は，微生物（主に細菌，●）が乳頭口から侵入し乳頭管を通過して乳管洞や乳槽領域に入った後で発症する（A）。乳管洞や乳槽の内側を覆っている組織への細菌の定着は，搾乳中の乳汁による洗い流しに耐え，感染の成立を助ける。細菌は最終的に細い乳管や乳腺組織に入り，そこで乳腺胞の乳腺上皮細胞に影響を及ぼす（B）。細菌によって産生される毒素（小さな矢印）は，乳汁を産生する乳腺上皮細胞に障害を引き起こし，そしてこれらの細胞が血管の透過性を高めるサイトカインなどの物質を血流に放出する（大きな矢印，C）。これにより白血球が血液から乳腺胞に移動し，そこで細菌は貪食される（D）。

搾乳機器のクラスター部の改善点

- 最近の搾乳機器のクラスターは，よりよく自由排水されるように設計されている
- ショートミルクチューブの口径が大きくなった
- ミルククローの要量が大きくなった
- 製造業者は一般にスリップしづらいライナーの設計に注意を払っている
- 酪農家は極端なマシンストリッピングをしなくなった
- ほとんどの酪農家は，搾乳の最後にティートカップを静かに外す必要があることを認識している
- 伝染性乳房炎原因菌による乳房炎発生の割合は過去30年間で減少したが，環境性乳房炎原因菌による乳房炎発生割合はほとんどの酪農国で増加している

また，搾乳作業において，前の牛の乳頭の皮膚表面に存在していた細菌が，搾乳機のティートカップライナーに付着して次の牛へ持ち越されることがある。ティートカップを乳頭から取り外した直後のそれらの細菌は，乳頭外側の残留乳とともに皮膚表面にとどまることになるが，その付着した細菌は重力によって乳頭先端の乳頭口や乳頭管に集まることで，日和見的に乳房炎が引き起こされる可能性がある。乳頭管の括約筋が収縮し，かつ，そこのケラチンが互いに強制的に噛み合わさって効果的に乳頭管を閉じるが，その効果が発揮されるまでは最大で1時間程度かかり，それまでの間，乳頭口や乳頭管が開いたままの状態になる。

乳頭口や乳頭管が開いたままの状態になっている間は，乳頭管では毛細管現象が起こり，細菌で汚染された残留乳を乳頭管の内腔側に引き込み，ひいては分房の内部にまで細菌を引き込む機会を与えてしまうことがある。ポストディッピングは，乳頭口や乳頭管からそのような細菌が入る前に乳頭に残っている細菌を殺すことにより，搾乳後の感染を防ぐ作業として，きわめて重要と言える。さらに，前述したように搾乳後は最大1時間程度乳頭管が開いたままになるため，その間は牛に飼料を与え続けて立たせておくことが望ましい。これは，乳頭口や乳頭管が開いた状態にある間に牛が横臥して牛床に乳頭口が接触すると，細菌を含む牛床の汚染物が乳頭管を通って直接分房内に入り，乳房内感染が引き起こされる危険性が高まるからである。

注入薬を乳房内に注入する際にも，細菌が乳頭管を通して入り込むことがある。搾乳後の乳頭口周辺は一見きれいに見えるが，乳頭口または乳頭管の下方端には乳房炎を引き起こす細菌が常在菌として存在していることがよくある。乳頭管から薬剤を挿入する際，この乳頭口部が清潔でない場合や，その付近に乳房炎を引き起こす細菌が存在している場合は，注入薬の先端とともにそれらの細菌を乳頭管内に押し込んでしまうことがある。これらの細菌が注

入する抗菌剤に対して耐性であれば，治療の対象としている乳房炎の原因微生物に加えて，さらに新しい乳房内の感染を成立させてしまう可能性が高まることになる。したがって，治療用の抗菌剤を乳頭口から注入する前には，乳頭および乳頭口の周辺を消毒用アルコール綿で衛生的にしておくことがきわめて重要となる。それにもまして注入薬先端を乳頭口から乳頭管内に無理に挿入することは，乳頭管を全域的に拡張させることになり，かつ保護的に存在するはずのケラチン層の一部を乳頭管の上方へ押し込むことにもつながる。乳頭管を介した抗菌剤の挿入器を使用する際には，注入薬先端の挿入を2〜3mm程度にとどめることが推奨される。そうすることで乳頭管端部の組織構造を正常に保持して，乳管洞内への細菌の侵入を最小限にすることができる（図4.6）。

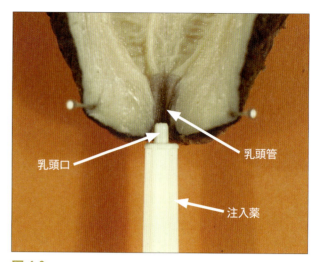

図 4.6
分房内に抗菌剤を注入する注入薬の乳頭管先端部の挿入状態。正しく薬剤を注入するためのテクニックとして示す。

搾乳作業と搾乳作業の間，牛は牛床を含めた牛舎環境下の細菌に継続的に曝されることになるため，乳頭の周辺の皮膚は環境性乳房炎原因菌が増殖する場にもなり得る。乳頭の皮膚に付着した原因菌の増殖が進むと，その細菌による乳房内感染のリスクも高まる。乳頭管から侵入した細菌が乳頭管の内側部で増殖してしまった場合は，牛が動くことによって生じる物理的な動きが細菌に加わり，乳頭管を通過して乳槽内に移動することができる状態になる。環境性乳房炎原因菌が乳頭周辺の皮膚へ付着し，その後乳房内に移動して起こる感染を減少させるためには，搾乳前に乳頭部のプレディッピングを確実に実施して，搾乳機器のユニットを乳頭に装着する前にこれらの細菌の大部分を殺菌して除去しておくことが重要となる。

乳頭管を通る細菌の移動が促進される乾乳期に関連する変化は，5章で解説する。

乳房内へ細菌が侵入する可能性は，乳頭周辺の皮膚，乳頭口および乳頭管に定着する常在性の細菌（*Staphylococcus aureus* や Coagulase-negative staphylococci〈CNS〉など）の有無によって大きく左右される。これらの細菌は，泌乳期あるいは乾乳期どちらの乳頭部付近の皮膚表面でもコロニーを形成して増殖することができ，その細菌は数カ月間皮膚表面で生存し続け，乳房内感染の原因となる可能性がある。搾乳作業の前後で行う殺菌作用のある薬剤によるディッピングは，乳頭管を介した細菌の感染を効果的に減少させる。しかし，*Staphylococcus* spp. はあらゆる部位の皮膚面に常在している一般的な細菌であることから，乳頭周辺の皮膚にも常に存在している可能性が高い。これらの細菌は，基本的に皮膚表面に存在している状態では病原性を持たないが，一度分房内に移動すると日和見的な感染を起こす病原細菌となってしまう。

生後8カ月を過ぎると，未経産の牛でも乳房炎を発症することがある。この状態で発症する乳房炎は，上記で示した乳頭付近の皮膚に定着している細菌によって引き起こされることが特に多い。未経産牛の乳頭管から侵入したこれらの細菌は，乳管洞で増殖し，これによって引き起こされる乳房炎は多いといわれている。また，未経産牛において吸血性のハエ（ノサシバエなど）により *Staphylococcus* spp. が定着している可能性が高い乳頭付近の皮膚に小さな創傷や刺し傷がつくられると，その傷から細菌が乳頭管に侵入し，乳房内感染が引き起こされる例がしばしばある。

乳房内での感染成立

　分房内に細菌が定着するか否かは，分房に溜まる乳汁の量と関連している可能性がある。特に泌乳期の牛においては，常に定期的な搾乳作業において排乳されている状態にあることから，細菌の定着があったとしても同時に定期的に洗い流されている。搾乳ロボットの使用の場合を想定すると，搾乳の回数は1日4回またはそれ以上になり，その間に溜まる細菌の定着と増殖量は，搾乳間の時間における乳汁の洗い流し現象に左右されることになる。*Streptococcus agalactiae* および *S. aureus* は，搾乳作業と搾乳作業の間に分房内部の乳腺組織に定着して増殖する。一方，*Escherichia coli* は乳線組織には定着はしないが，体細胞数が低い乳房内でも定着せずして急速に増殖する能力を持っている。

　細菌と乳汁中の白血球（白血球または体細胞）との相互の関係も，分房内の感染成立に影響する。白血球が持つ主な機能は細菌を貪食する（つまり細菌を食べる）ことであり，その結果として細菌を殺して排除する。すべての細菌が白血球によって除去されるのであれば，分房内の感染は解消されることになる。しかし細菌が排除されずに生存が維持されてしまった場合は，炎症が慢性的に継続することになってしまう。

　細菌は最初に狭い範囲の乳腺組織に損傷を与え，次第に太い乳管やその先の乳槽を覆う広域な乳腺組織に影響を及ぼす。さらに細菌は増殖し，かつ，おそらくそこに牛の動作による物理的な刺激が加わることによって，腹壁側の細い乳管および乳腺胞の範囲にまで移動するものと考えられる（図4.5：B）。

　また，細菌は乳の産生組織の腫脹や壊死を引き起こす毒素や，ほかの組織を刺激する物質を産生する（図4.5：C）。これらの物質の産生は，分房への血管透過性を増加させ，白血球の一種である多形核好中球（PMN）の血管壁への付着を促進させ，その後細菌が増殖している罹患組織に好中球を血液中から誘導させる効果を持つ（図4.5：D）。

　分房内の乳汁中の好中球は，細菌が侵入する前からすでに少数は存在しており，感染した細菌を常時貪食しているが，細菌の数が増えると血管透過性を増加させてさらなる好中球を乳汁中に移動させ，貪食作用を増進する。しかし一方で，好中球自体が細菌によって殺される可能性もある。細菌を貪食し終えた好中球や白血球が死ぬ過程で，自らが乳腺上皮細胞に損傷を与える物質を放出することがある。しかしその物質が放出されることで，血管の透過性を増加させ，さらに好中球を乳汁中に移動させることにつなげている。また，組織の再生に働く生体成分や血液凝固因子なども，血管から感染した乳房の患部組織に同時に流入する。

乳腺組織の炎症

　乳汁中に流れ込んできた好中球や生体成分は，炎症応答を誘導する要因にもなる。炎症自体は軽度あるいは検出されないこともあれば，一方で明らかな臨床症状がみられる場合もあり，様々な状態で現れる（図4.7）。重度の炎症への最初の変化は，乳汁において検出可能なタンパク質の増加であり，次いでまもなく好中球が乳汁中に大量に流入する。感染の重症度に応じて，乳房の浮腫，発赤，腫脹および乳汁中に凝塊（ブツ）や赤血球を含む異常乳などの変化がみられる。

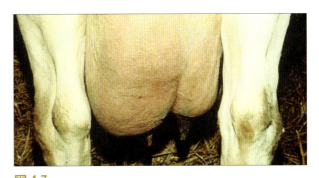

図 4.7
乳房炎は軽度あるいは検出されないこともあれば，1つの分房のみの腫脹などといった臨床症状を示すこともある。

微生物感染に対する乳腺組織の反応

　血管から透過してきた好中球が乳腺組織の損傷部位に向かって移動すると，それらは乳汁が貯留する大きな乳槽に入る前に，乳腺胞，微細な乳管および小さな乳槽に集積される。それらの好中球は，細胞と細胞の間を，自らを変形させてすり抜けながら損傷した組織に移動し，蓄積される。そこに到達する過程で好中球は，炎症局所の乳腺上皮細胞に対して破壊を引き起こす酵素を分泌する可能性がある。好中球が一度乳汁中に流入すると，それらはランダムに細菌と接触し，貪食する。細菌が多く存在している感染部位では，細菌との接触の機会を高めるために好中球を高濃度にする必要がある。

　感染部位に細菌，毒素および白血球，またその他の炎症性物質が存在すると，そこに残っている正常な乳腺上皮細胞も退縮し，休止状態に戻る可能性がある（図4.8：A，4.8：B）。さらに，組織の破片や白血球および細菌の残渣は，乳汁を流出させる乳管を閉塞させる凝塊物を形成する（図4.8：C，4.8：D）。細菌が排除されて炎症が治まってくると，閉塞した乳管がまた開通し，分泌される乳の組成は正常に戻る。

　乳の産生能力を取り戻すために損傷を受けた乳腺組織が再生するメカニズムは，現在のところほとんど知られてないが，損傷した乳腺上皮細胞は自己修復して休止から再び活性化し，健全な未感染の組織が乳汁の分泌生理活性を増進させて復帰させると考えられている。しかし，細菌感染が持続して乳管が閉塞したままの状態になると，乳汁が乳腺胞内に蓄

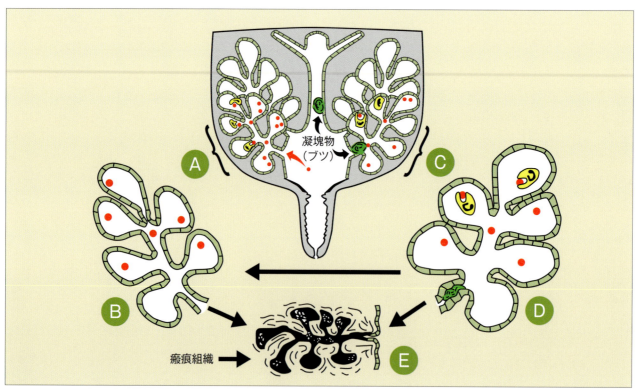

図4.8
罹患組織の領域に細菌や毒素，白血球などが存在すると，乳腺上皮細胞は休止状態になることがある（A）。乳腺胞は縮小し，ひいては乳汁を生産できなくなる（B）。ほかの領域では，凝固した組織片，白血球あるいは細菌が乳腺組織から乳を排出する乳管を詰まらせる（C）。凝塊（ブツ）が残ると，乳汁が乳腺胞内に貯留して膨張し，乳腺上皮細胞に圧をかけ（D），ひいては乳腺胞が（B）のように休止状態になる。細菌や細菌由来の毒素が乳腺胞の細胞と接触したままになっていると，乳腺上皮細胞が破壊され，その構造は瘢痕組織に置き換わる（E）。

積し，乳腺上皮細胞が圧迫されてしまう。この時，乳腺上皮細胞は感染の重症度に応じて休止状態に戻るか壊死することになる。細胞が壊死した場合，乳房は瘢痕組織（線維化）に変わることによって非可逆的に置換され，その泌乳期およびその後の産次の泌乳期において乳量が減少する原因となる（図4.8：E）。

特定の細菌の乳房内感染

一般に，乳房炎を引き起こす細菌は，連鎖球菌，ブドウ球菌およびいくつかのグラム陰性菌であるとされる。各グループを代表する細菌の種類によって引き起こされる乳房炎の特徴を以下に示す。

Streptococcus agalactiae
（無乳性連鎖球菌）

S. agalactiae は，主に感染した分房の下部の乳管系に最初に感染するとされているが，広範囲の乳腺組織に広がって乳房全体の組織損傷を引き起こす可能性がある。感染により乳管の内側は肥厚し，組織の破片や白血球とともに最終的に乳管を閉塞させ，乳産生組織からの生産を妨げる可能性がある。その結果として乳汁が乳管領域にとどまることになり，組織が退縮および瘢痕化され，しばしば乳汁分泌欠如（agalactia）としても知られる著しい乳汁生産の低下が起こる。

この細菌に対する効果的な抗菌剤での治療が感染初期段階で施されるか，搾乳によって分房が適切に刺激されて完全に乳が空になると，凝塊（ブツ）が除去され，患部は回復する。一方，感染が継続すると，慢性炎症が持続することになり，時として臨床症状が定期的に再発することもある。細菌の残渣が蓄積すると炎症反応が強くなり，乳汁の生産組織の損傷が強まり，結果として乳量が減少する。この細菌によって重度の乳房炎が引き起こされることは多くはないが，広範囲に及ぶ線維化（瘢痕組織化）が起こった乳房は，その後の乳汁の生産性に影響が及

ぶ可能性がある。さらに，この細菌は伝染性が強いことから，群の搾乳牛から搾乳牛へと感染を拡大することもしばしばある。この細菌による乳房炎は，ペニシリンなどのβラクタム系抗生物質に対して感受性が高いことから，泌乳期中および乾乳期中の適切な乳房内治療薬の使用で，牛群からなくすことができる。

その他の連鎖球菌，たとえば *Streptococcus uberis* および *Streptococcus dysgalactiae* などによっても乳房炎は引き起こされる。これらの細菌も乳産生組織に損傷を与えるが，*S. agalactiae* ほど伝染性を持つわけではない。しかしながら，これらの連鎖球菌種は乳房内注入の抗菌剤に対する耐性率がより高く，治癒はより困難であるとされる。

Staphylococcus aureus
（黄色ブドウ球菌）

S. aureus は，牛にとって有害な毒素および酵素など，細胞の代謝に関わるほかの生成産物を放出するため，*S. agalactiae* よりも乳産生組織に有害な影響をもたらす。本菌は，感染初期に乳頭口，乳頭管および乳管洞を覆う組織に損傷を与え，次いで乳管に侵入し，乳腺胞の組織の深い部位に感染ポケットを形成する。これに続いて瘢痕組織によって膿瘍（アブセス）が形成され，細菌との壁（ウォールオフ）が形成される。瘢痕化した組織自体は，マクロファージおよび線維芽細胞と呼ばれる生体由来の細胞から形成される。マクロファージは細菌を貪食して殺す働きを持ち，線維芽細胞はコラーゲンまたは結合組織を形成する。この細菌との壁が形成される現象は，細菌感染の部位をなるべく1カ所にとどめることで生体にとって有用な防御機構となる。しかしながらこの瘢痕組織があることによって，乳頭管から投与された抗菌剤などの薬物が感染している領域へ到達するのを防ぐことにもなる。したがって，*S. aureus* による乳房炎は，抗菌剤による治癒率が低いとされている。

S. aureus による乳房炎の経過は，通常分房内の小さな領域のみでおさまっている場合が多いが，組

織の損傷が進んだ罹患部位の乳産生組織では，乳汁が生産されない状態になる。乳管を形成する細胞は変性し，白血球とともに乳房の領域から乳汁を流出させる乳管を閉塞させることがある。この乳管の閉塞とその後の乳汁の停滞は，残存する乳腺胞の機能の退縮化および瘢痕組織形成の原因となる。閉塞した乳管が再び開通すると，ほかの分房に *S. aureus* が放出されることになり，その過程が繰り返されることで乳産生組織の一部の領域で継続的な感染と再感染のサイクルに陥る場合がある。感染初期の段階で効果的な治療がなされれば損傷を最小限におさえることができ，その後の乳生産機能を通常の状態に戻すことができる。

細菌が閉鎖された乳腺胞の領域にとどまってしまい（図4.9：A），好中球によっても細菌の増殖を阻止することができない場合は，乳腺組織の壊死が続き，生体がその部位を除去しようとする作用がはじまる。すなわち，白血球がその領域を取り囲むように配置され，細菌巣を閉じ込めるように膿瘍が形成され，その部分の乳の産生組織としての機能を停止する（図4.9：B）。しかしその膿瘍から細菌が放出されて隣接する乳腺組織に感染すると（図4.9：C），さらなる膿瘍形成が起こり，不可逆的な組織損傷を行うことになる。そのような深刻な感染部位が多くなると，一帯の領域が瘢痕組織に置き換わってしまい，ひいては感染した分房自体が不可逆的に機能を失ってしまうことになる。さらに膿瘍が大きくなり，組織塊を形成することで，乳房側面から触知可能となる。

また，*S. aureus* のなかには，まれに急速に増殖して血管収縮および大量の血液凝固を引き起こすα毒素を産生する株があり，それによって感染した患部への血液供給を遮断させてしまうことがある。そのような組織の壊疽を伴う甚急性乳房炎は，その後回復が見込めない分房の喪失に至る可能性が高く，場合によっては牛の死亡にもつながる。壊疽性の乳房炎は，分房の紫斑，低温変化および皮膚面からの血液の漏れなどの特徴的な症状がみられる。そのような壊疽性の患部は，多くの場合細菌が侵入した経路の乳房の低い部位でみられることが多い。過去の *S. aureus* 感染により誘導されている乳汁中に存在する特異的抗体は，一般的に壊疽性乳房炎の重篤化をある程度阻止することができるが，菌の感染自体を完全に排除することはできないとされている。

そのほか，最も一般的な *Staphylococcus* spp. による乳房炎は，CNSによって引き起こされる。こ

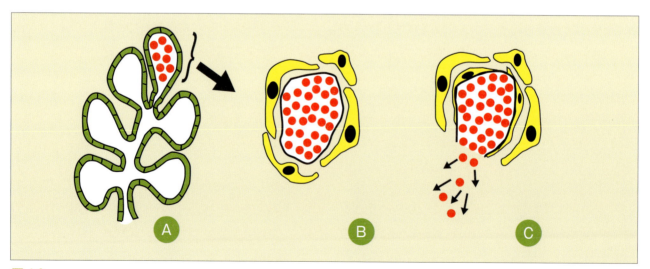

図4.9
S. aureus による感染では，乳腺組織の深いところで感染ポケットを形成することがある（A）。牛の免疫システムでは，白血球が瘢痕組織とこれらの領域を遮断することによって細菌を1カ所にとどめようとする（B）。しかし細菌はそのような感染巣から周期的に飛び散り，そこに隣接する健康な組織を感染させることがある（C）。

れに属する菌は，*Staphylococcus hyicus* および *Staphylococcus chromogenes* など 20 種を超えるとされる。CNS は *S. aureus* ほど乳腺組織に対して有害な病原性は持っていない。しかし，現在に至っても CNS は一般的な乳房炎原因菌であり続けており，これらの菌による乳汁中の体細胞数の範囲は 20 万～40 万 /mL まで上昇する。その結果として泌乳量がわずかに減少する程度であるとされるが，場合によっては CNS に感染した分房の体細胞数が 100 万 /mL を超えることもある。

Escherichia coli（大腸菌）

E. coli を含むすべてのグラム陰性菌は，細菌壁成分の一部である内毒素（エンドトキシン）を産生する。この細菌壁の成分は細菌が死滅すると放出され，そこをきっかけに乳汁中へ急激な PMN の移動がはじまる。泌乳中の分房での大腸菌群（Coliform）の感染の成立は，体細胞数の低い分房で最も多く起こるが，しばしば爆発的な細菌の増殖が起こることがある。*E. coli* 感染において重症度を抑える最も効果的な作用は，細菌増殖の初期段階において PMN をいかに分房に移動させるかである。泌乳初期の重度の Coliform 乳房炎発生率が増加する理由の 1 つは，PMN が分房に移動してくる速度が遅いことにある。

通常エンドトキシンによって引き起こされる炎症は，発熱および全身性の炎症反応を伴うものであるが，細菌の病原性の強さおよび乳房の抵抗性の低さに依存して，時には牛が死亡することもある。急性乳房炎（毒素性敗血症）を伴う全身反応は，エンドトキシンおよびほかの局所的な炎症メディエーター（サイトカインなど）が血液へその情報を取り込むことによる。乳汁は水様性で黄色になり，凝塊（ブツ）を含み，産生される乳量は著しく減少してしまう。このような状態が続くと乳産生組織の破壊も起こる可能性もあるが，それが回避できれば細菌は分房から排除され，牛は数日で回復する。時として急性の Coliform の感染を受けた分房は，乳の生産が完全に停止することもあるが，その状態になった分房でもその後の対応で正常状態に回復することもある。

Coliform の毒素によって引き起こされる組織損傷は，感染から 1 時間程度で乳頭口付近の乳頭管，乳管洞，および大きな乳管付近でしばしば観察される。損傷の領域は小さく，顕微鏡で観察されるレベルであるが，組織表面の穿孔がみられる特徴がある。これらの特徴に続いて，穿孔を介した顕著な PMN の動きと乳汁の凝塊物の形成が起こる。乳腺胞はあまり影響を受けていないように見えるが，一部の乳腺胞では PMN で満たされることもある。感染した領域への PMN やほかの血液成分の移動は，細菌を排除しつつ病態をすみやかに収束させることに寄与している。これに伴って組織の治癒が感染から 24 時間以内に開始される。この場合，新しい組織は再生されないが，残った正常な細胞は再組織化し，組織表面の穿孔が封鎖されて血液と乳との間の壁が回復される。

慢性 Coliform 乳房炎は，初期の炎症反応時に PMN の流入ですべての細菌を排除できなかった場合に発症する。この病態の乳房炎は，周期的な急性の発赤を特徴とするが，最終的にはすべての細菌を排除させる可能性を持つ。

乳房炎を引き起こすほかの一般的なグラム陰性菌は，*Klebsiella pneumoniae* である。感染した分房におけるその病態は，上記で概説した *E. coli* によって引き起こされるものと類似している。

結論

細菌が乳頭管を通過して乳房内へ感染が起こると，乳房炎の発症がはじまり，乳腺上皮細胞の分泌活動が低下し，乳量の減少をもたらす。細菌などの異物が感染していない分房の無菌環境に入ると，好中球を感染部位に動員することによって牛の免疫系が反応する。好中球が感染を封じ込むことができなければ，細菌は増殖し続け，乳の生産を減らす要因となる毒素を生産し続ける。また，好中球の継続的

な流入が続けば，乳腺胞を構成する細胞の喪失が起こり，ひいては乳生産量のさらなる低下が起こる。CNSは，*S. aureus*に比して乳を産生する組織に対する病原性は低いと考えられているが，未だにCNSは世界中で流行しており，体細胞数の上昇にも関連している。特に*S. agalactiae*の感染は，その名前（agalactia＝乳汁分泌欠如）が示すように，乳産生組織に損傷を与えることによって乳生産量の大幅な減少を引き起こし，かつ牛群全体に容易に広がりやすいという特徴を持つ。しかし，*S. agalactiae*は既存の乳房内注入抗菌薬製剤に対する感受性が高いことから，駆除することは可能である。

酪農家は，牛群全体の体細胞数を下げるように常に努力しているが，Coliformは体細胞数が低い乳房に感染する傾向があるので，体細胞数の低い時でも乳房炎の予防には特別な注意を払うべきである。

乳房炎の発症における牛側の要因

5章

乳房の感染防御の仕組み

乳頭管

乳頭管は乳房炎を引き起こす細菌の分房への入口であり、感染に対抗する重要な第一の障壁となっている（図5.1）。乳頭管の内側でつくられる蝋状の物質であるケラチンには，必要に応じて乳頭管を閉鎖させ，乳房へ細菌が入り込むことを防ぐ役割がある（図5.1：A）。ケラチン自体は，細菌の増殖を阻害する役割を持っているが，反対に細菌に対する栄養素にもなり得る両方の作用を持つ。ほとんどの細菌は搾乳による乳汁の流れに依存して乳頭管を通って除去されるが，一部の細菌は乳頭管内に残り，乳産生組織で長く生存していることがある。

乳頭管を囲む平滑筋および弾性組織は，乳頭口部をしっかりと閉じる役割があり，細菌の侵入を抑制する（図5.1：B）。筋肉の弛緩や乳頭口の損傷は漏乳を招き，ひいては感染リスクを高めることになる。同様に，直径が大きい乳頭管を有する乳頭口は，新規感染率を高めてしまう可能性がある。しかしながら乳頭管の長さは感染にはほとんど影響を与えないと考えられている。乳頭管は泌乳を重ねるごとに拡張するため，高齢の牛ほど感染の発生率が高くなる傾向にある。

乳汁中の白血球

乳頭管を通って分房に侵入する細菌に対しては，分房の組織から分泌される特定の成分が感染を阻害する。乳腺組織への白血球の急速な移動は，細菌を排除するうえで最も重要な自然の防御メカニズムの1つである。乳汁中の白血球は一般的に体細胞とも呼ばれ，未感染分房の乳汁中では通常10万個/mL以下の濃度で存在し，その白血球は体細胞数を構成する大多数の細胞となる。白血球数は侵入する細菌を排除するために乳汁中で増加し，急性乳房炎の場合には100万個/mL以上の濃度に達することがある。

炎症が起こっている間の乳汁中の白血球のほとんどは，血液から乳房に移動してきた多形核好中球（PMN）である。一般に，乳汁中に高濃度の白血球がみられるようになるには細菌が感染してから12〜24時間かかるとされるが，*Escherichia coli* などの一部の細菌ではより速くに白血球数が増加する。PMNは抗体でコーティングされた細菌を認識して飲み込む，いわゆる貪食作用として知られる過程でそれらの細菌を殺す（図5.2）。あるいは殺菌性のタンパク質を含むNETs（Neutrophil extracellular traps）を放出することによって，好中球の外側にある細菌を捉えて殺すこともできる。しかしこの細胞外での殺菌作用は，細菌に加えて生体由来のタンパク質や脂肪を同時に摂取しなければならず，かつ

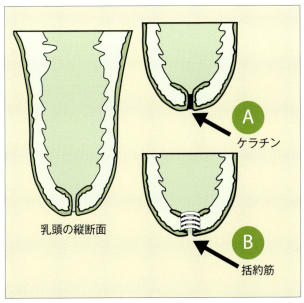

図5.1
乳頭の断面図。ケラチンのプラグ（A）と乳頭管の括約筋（B）。

乳汁中ではこの作用が急速に弱まることから，細胞内での殺菌作用に比べて乳汁中ではあまり強くないと考えられている。

乳汁中におけるほかの白血球には，リンパ球やマクロファージがある。リンパ球は免疫系のいわゆる指揮官的な存在であり，様々な種類のサイトカインと呼ばれる可溶性メディエーターを放出することによって，免疫系内のすべての細胞の活動を調整している。これらのサイトカイン濃度は低く，分房内では局所的にホルモン様の作用を示す。サイトカインの多くは好中球などの細胞を刺激することから，細菌が分房に侵入した後に血管から分房内に好中球などの細胞を動員させる重要な役割を果たしている。また，サイトカインは活性化リンパ球から抗体を産生させる役割を持つ形質細胞に分化させる働きもある。サイトカインは分房内の様々な異なる細胞から産生されるが，そのなかでもリンパ球は細菌の感染を阻止する好中球が貪食作用を発揮した後に機能的なサイトカインを産生する主要な供給源となっている。

マクロファージは，PMNと同様に細菌を貪食して殺すことができる。しかしマクロファージの最も重要な役割は，サイトカインやロイコトリエンを分泌して，PMNを乳汁中に移動させることである。

さらにマクロファージは，細胞の膜表面上の分子によってリンパ球の機能を制御する機能を持つことが知られている。マクロファージの表面上の分子は，主要組織適合性遺伝子複合体（MHC）と呼ばれ，その発現は遺伝的に制御されている。マクロファージによって取り込まれた細菌は，マクロファージ内の酵素によって消化され，その断片をこのMHC分子に乗せて細菌抗原としてマクロファージの表面上にその抗原を提示する。リンパ球は，MHC分子とともに提示されているその細菌の抗原を認識し，それに対する特異的な免疫応答を発揮する（図5.3）。

乳房が持つ特定の細菌に対する半特異的認識機能

乳管および乳房組織を覆う上皮細胞は，侵入してきた細菌と最初に接触する細胞になる。これらの上皮細胞には，病原体の種属が共通に持っている成分をパターンとして半特異的に認識することのできる受容体分子を細胞膜上に持っている。いったんその受容体に病原体の成分が結合すると，サイトカインが産生され，炎症反応が開始される。近年注目されているその機能を持つ受容体は，Toll様受容体（TLR）と呼ばれる。たとえば，TLR-2はグラム陽

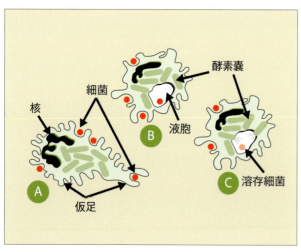

図5.2
白血球は細胞膜表面の仮足によって細菌を取り込む（A）。取り込まれた細菌は細胞内の限られた液胞に移動する（B）。液胞へ酵素が放出されることによって細菌が消化される（C）。

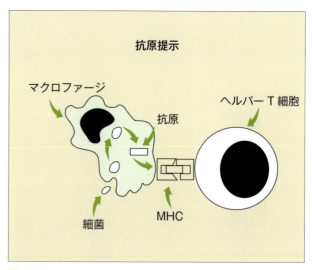

図5.3
マクロファージは細胞内に細菌を取り込むとともに菌を消化し，消化産物である細菌特異抗原をマクロファージ細胞膜表面の主要組織適合遺伝子複合体（MHC）とともに外部に提示する。MHCとともに提示された細菌特異抗原はヘルパーT細胞に認識される。

性細菌の種属を半特異的に認識することができ，TLR-4はグラム陰性細菌の種属を半特異的に認識することができる。これらの受容体は白血球上にも存在しており，微生物感染に対する免疫応答の調節を担っている。

乳房内乳汁中の特異的免疫調節因子

細菌感染を抑制する役割を持つ数種の物質が乳汁中に含まれている。乳汁中の抗体の多くは血液に由来しているが，乳房局所に存在する抗体産生細胞（形質細胞）からも誘導されている。泌乳中の乳汁の抗体濃度は一般的に低い一方，初乳では非常に高濃度になる。また乳房炎を発症すると炎症が続いている間の抗体量も増加する。乳汁中の抗体は，乳房内に侵入してきた微生物にまとわりつくことによってPMNが微生物を貪食しやすくする，オプソニン作用と呼ばれるプロセスを促進させる作用を持っている。ほかにも抗体は，細菌が分房の組織に接着することや細菌の増殖を阻止し，さらには細菌が産生する毒素を中和する作用も持っている。

乳汁中の非特異的免疫調節因子

乳汁中には，酵素系（ラクトペルオキシダーゼ，チオシアン酸塩，過酸化水素）とタンパク質（ラクトフェリン，補体）が存在しており，細菌の抑制因子として働いている。これらは分房局所で産生されているものもあるが，血液から分房に滲出してくるものもある。これらの非特異的な免疫調節因子の分房内の濃度は，分房の退縮や乳房炎発症と関連して増加する。

乾乳期中の乳房の細菌防御機能の変化

乾乳期の乳房には，微生物の新規感染が起こりやすくなる特定の時期がある。新規感染の発生率は，乾乳期の初期の時点で最も高くなり，中期に低下し，乾乳後期になり分娩が近づくにつれ上昇する傾向がある。乾乳期における新規感染の多くは，次の泌乳期まで持続してしまうことから，牛群単位で乳房炎の発生への影響が出やすくなる。また，しばし

ば分娩時または分娩直後に臨床型乳房炎を引き起こすことにもつながる。

乾乳導入後の微生物感染は，次の理由で増加するといわれている。

・乳頭管での乳汁の流れが止まり，その部位での細菌の増殖を物理的に除去することができない
・分房にかかる圧力の上昇で乳頭管が拡張することで，細菌の侵入を容易にさせてしまう可能性がある
・乳房洗浄および乳頭のディッピングが継続されないことで，乳頭皮膚に潜在的に存在する細菌の増殖を招いてしまうリスクが高まる
・免疫細胞による細菌の貪食作用は，乳汁中に残留する乳成分や細胞の破片などで減少してしまう可能性がある

乾乳期中期の微生物感染に対する抵抗力は，以下の要因で高めることができる。

・分房の内圧を低減させる
・乳頭管のケラチンプラグの形成を促進させる
・白血球を増加させる
・非特異的免疫調節因子（ラクトフェリンなど）の濃度を上昇させる

一方，分娩が近づいて初乳の形成がはじまると，次の要因で乳房の細菌感染のリスクが高まる。

・乳汁の貯留で漏乳が起こりやすくなり，乳房に細菌が侵入しやすくなる
・乳汁中の非特異的免疫因子の濃度が低下する
・分娩に伴う生理的なストレスが高まる
・初乳成分の蓄積によって白血球の機能が妨げられる

これらのことから，初乳中の

> 乾乳期の乳房は，特定の時期に新規感染率が高くなる

白血球濃度が増加しているにもかかわらず，乳房は分娩前の新規感染率が高まる（**図5.4**）。

乳房炎発症に関連する時間的な要因

乳房炎発生率および乳汁中の体細胞数の上昇は，牛の加齢とともに増加する。年齢に伴う平均体細胞数の上昇は，感染牛の割合の増加や1頭あたりの平均感染分房の増加，乳腺組織の損傷が引き起こされ白血球反応が高められた慢性感染症による可能性がある。乳房炎の病歴のない牛が必ずしも単純に年齢とともに白血球数が増加するわけではなく，以前に乳房炎原因微生物に曝露されたものであると考えられる。

分娩時は，細菌に感染している分房であっても感染していない分房であっても乳汁中の体細胞数が一時的に高くなるが，少なくとも感染していない分房の体細胞数は，分娩後急速に低下する。泌乳後期の未感染分房の体細胞数は，増加しないか，わずかに増加する程度であるが，細菌の感染があると体細胞数が増加する傾向が高まる。1泌乳期中では，泌乳日数が進むにつれて体細胞数が増加する傾向にあるが，年齢的なものと同様，泌乳ステージが主な原因というよりも，潜在性乳房炎の有病率が増加することによる。

遺伝的な要因

両親から子孫へ受け渡される遺伝的な要因には，乳量，受胎能，乳房炎発症などの身体的な特徴として表現されるものがある。これらの形質に関連した牛のなかの変動は，遺伝的要素と環境の要素との間で分けて考えなければならない。遺伝的背景が形質に与える影響は「遺伝率」と呼ばれ，その遺伝率に応じて低いものから高いものまで様々な状態で現れる。乳房炎発症に関連する遺伝率は比較的低いとされており，1.0スケールで評価した場合，0.1未満とされる。これとは対照的に，乳量に関連する遺伝率は乳房炎のそれより約3倍高いとされている。このことから，高乳量の牛を選抜するのに多少なりとも成功したとが説明できるが，育種改良により疾患への抵抗性を向上させることはより困難であるとされている。したがって，乳房炎抵抗性に関連する乳房炎に罹りにくい牛を目的とした育種を進めるよりは，遺伝率が高い形質に着目して牛を育種改良する方が現実的である。

たとえば，乳房と乳頭の形状の形質に関する遺伝率は，中程度あるいはそれよりやや高いとされている。それらを望ましい形質として持った牛にするための育種選抜は，結果として乳房炎への抵抗性を直接考えた育種よりも乳房炎を減らすことにつながる可能性が高い（**図5.5**）。漏斗形の乳頭を持つ牛は，円筒形の乳頭を持つ牛よりも細菌感染率が低くなることが示唆されている。つまり前者は，搾乳機器のティートカップがせり上がることや搾乳中の乳管洞の締め付け，それに続く組織損傷に対する抵抗性が高くなる形質と結びつく。一方，乳房が深いまたは乳房が長く振り子状になる牛は，乳房炎になりやす

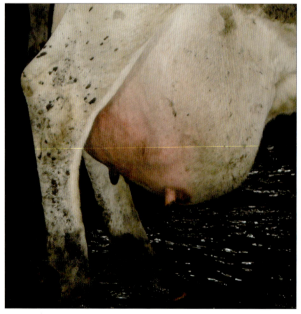

図5.4
分娩が近づくにつれて乳房は乳房内感染を受けやすくなる。

5章 乳房炎の発症における牛側の要因

い形質を持つと考えられている。乳頭端の形状も同様に乳房炎に対する抵抗性に影響し、その形状に対する遺伝率も高いとされている。また、一般に先の尖った乳頭は乳頭口が損傷しやすくなる傾向があり、逆に乳頭端部が陥没している牛では、直径の大きな乳頭口の形質と関連し、細菌の侵入に対する抵抗性が低くなるとされる。一般に、乳頭端が丸い牛は、乳頭端が尖っている牛や逆さの牛、乳頭端部が陥没している牛よりも感染率は低い。いったん分房内に細菌が侵入すると、感染分房への大量の白血球の流入が引き起こされることから、低い体細胞数が遺伝的に示されている雌牛との交配、またはそれらの形質が優れている種雄牛を選択して交配することの検討も、乳房炎を減らす対策に値する。

乳房炎の罹りやすさを同定する方法、あるいはそれを可能にするための遺伝学的な手法が、最近の分子生物学の技術の進歩とともに利用することができるようになった。研究者たちはすでに牛のDNA（ゲノム）配列の95%以上を同定し終え、乳房炎に対する抵抗性に影響を与える複数の遺伝子と、これらの遺伝子のわずかな変異（遺伝的多型）を判定するための技術が開発されている。牛のなかでのこれらに関与するDNAのわずかな違いの遺伝的多型は、乳房炎抵抗性に影響を与える遺伝子の発現またはそれが基になっているタンパク質の機能を直接変える可能性がある。あるいは、病気に対する抵抗性を変化させるほかの遺伝子の多型と関連している可能性も持っている。発見されたこれらの遺伝的多型は、乳房炎発症に対する抵抗力を持った牛の能力との関連から研究がなされている。まだ研究は初期段階ではあるが、免疫応答に関連するいくつかの遺伝的多型、すなわちMHC関連遺伝子やサイトカイン遺伝子やそれらの受容体遺伝子、抗菌性タンパク質の遺伝子などの研究がすでにある。その

> 遺伝は、乳量、受胎能、乳房炎発症などに影響する

なかのいくつかの多型については、乳房炎抵抗性の有効なマーカーになり得るものとして示されている。これらの遺伝子がいったん示されると、乳房炎に多少なりとも感受性がある、あるいは抵抗性がある牛として識別するマーカーとして使用できることにつながる。最もそれを有効に使うためには、感染防御を反映する複数の遺伝的マーカーの組み合わせを知ることであり、それによって乳房炎の感受性がある、あるいは抵抗性が見出せる可能性が高くなる。これらの新しい技術は、乳房炎になりにくい牛を選抜することに役立ち、結果としてより安心で安全な乳製品を提供することにつながる。ただし、牛の乳房炎の発生率を左右する要因の90%までは遺伝形質ではなく環境中にあるとされていることから、衛生管理を確実に実施することの必要性は依然として残される。

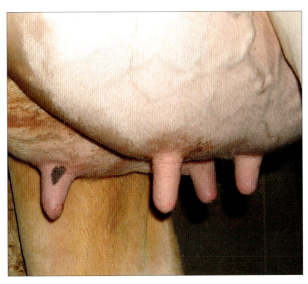

図5.5
乳房と乳頭の形状に関わる遺伝は中程度ないし高い遺伝率とされる。

管理と環境要因

6章

牛の乳腺における新規感染の成立は，主に以下の3つの要因に関連している。

・乳頭口における原因微生物の曝露の程度
・原因微生物が乳腺内に侵入する可能性
・原因微生物が乳腺内で増殖し，宿主防御系から逃れる能力

管理と環境要因は，これら3要因のプロセスのすべてに影響を及ぼし，牛群間で観察される感染率の違いを構成する原因となる。広い意味では，管理と環境要因は，疾病感受性に影響を及ぼす遺伝的要因以外のすべての要因を構成する。そのため，気候，季節，牛群の規模，牛舎の型，栄養そしてストレスは，いずれも乳房炎の発生率に影響を与える。さらに，これらの要因は泌乳ステージ，乳量，乳流量，妊娠などの遺伝的および生理学的要因と相互作用している。

病原体への曝露の増加

乳頭表面を原因微生物に曝露してしまう最も重要な要因は，搾乳機器，搾乳者の手，衛生習慣および乳頭の状態である。これらの原因微生物の主な生存場所は，感染した乳腺内，乳頭口および乳頭病変部である。これらの微生物は，搾乳中に感染乳腺や乳頭から未感染の乳腺や乳頭へと伝達される。伝染性乳房炎原因菌の多くは，乳頭管または乳頭病変部での二次増殖が可能である。これらの汚染部位からの感染は，搾乳時の衛生管理，特に搾乳後の乳頭消毒を適切に実施することで大幅に減少する（図6.1）。伝染性乳房炎原因菌の主な生存部位は感染した乳腺内であるので，これらの感染は，現在利用可能な乳房炎制御法を用いることで牛群から根絶するか，あるいは非常に低い感染率まで減らすことが可能となる。搾乳時の適切な衛生管理，搾乳後の乳頭ディッピングおよび総合的な乾乳期治療は，乳房炎の防除を成功させるための重要な鍵となる。

環境性乳房炎原因菌によって引き起こされる乳房内感染は，大部分が乳腺外部の細菌によって引き起こされる。そのため，環境性乳房炎原因菌の疫学およびコントロールは，伝染性乳房炎原因菌と比較してより複雑なものである。環境性乳房炎原因菌のなかで最も経済的に重要なものは，環境性連鎖球菌および大腸菌群（Coliform）である。乳頭表面における環境性乳房炎原因菌の曝露は主に搾乳と搾乳の間で生じる。これらの微生物は，乳頭表面，乳頭管内あるいは乳頭病変部では容易に増殖しない。そのた

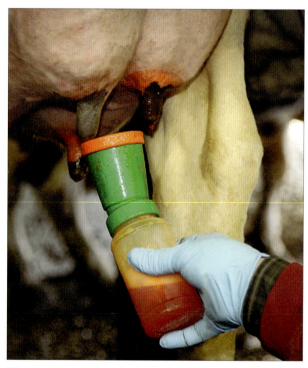

図6.1
搾乳後のディッピング。

め，伝染性乳房炎原因菌に対して効果的な防除対策（搾乳後の乳頭ディッピングなど）は，環境性乳房炎原因菌に対してあまり効果的ではない。そのため，感染の可能性のあるこれらの微生物の汚染源を完全に排除することは困難である。

酪農場における環境性乳房炎原因菌の汚染源として動物の体，ふん便，尿，牛床，飼料，土壌，水が含まれる。しかし，これらの微生物によって乳房内感染している牛が牛群内に存在する場合は，搾乳時に動物間で感染が広がる可能性がある。環境性乳房炎原因菌は，乳頭表面に二次的な増殖部位を持たないが，これらの細菌は様々な環境下の適所にて増殖することができる。そのなかでも最も重要なものの1つは牛床の敷料であり，特にオガクズ，削りくず，麦稈，肥料固形物，家畜排泄物を堆肥化した固形物などの有機系の敷料が問題となる。乳頭端は頻繁に牛床に長時間かつ密接に接する。未使用の新しい敷料は，使用前であっても汚染源になる可能性がある。常緑広葉樹のオガクズや堆肥化されていない肥料固形物は，敷料として使用する前から乳房炎病原体が汚染している代表的な2例である。常緑広葉樹のオガクズのなかに潜む *Klebsiella pneumoniae* の汚染レベルは，通常，ほかの敷料に比べて高い割合である（図6.2）。乾燥した未使用の敷料には原因菌はほとんど含まれていないが，使用後に敷料は急速に汚染される。有機系の敷料は，使用後24時間以内に原因菌が大量に増殖する環境をつくる可能性がある。

敷料の資材は，表面積を増やし，吸収性を高めるためにしばしば細かく刻まれる。最も一般的な有機系の敷料は，オガクズ，削りくず，戻し堆肥，麦稈，そして紙である。これらの生分解性の資材は，微生物の成長を支える栄養素を含んでいる。それに対して，洗浄された砂や石灰岩などの無機系の敷料は，水分含量が少なく，微生物が利用できる栄養素を保持しない。そのため，一般的に無機系の敷料の方が含まれる細菌数が少ない（図6.3）。乳房炎の防除のための敷料管理については，9章に示した。

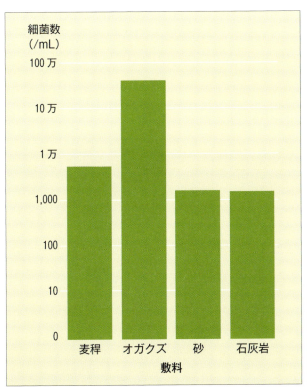

図6.2
敷料中に存在する *Klebsiella* spp. の典型的な数。

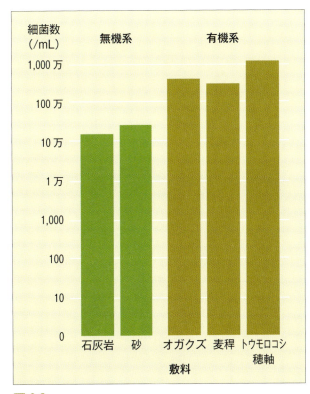

図6.3
敷料中の Coliform の典型的な数。

高い温湿度は微生物の増殖を加速させる。そのため，有機系の敷料資材を使用し閉鎖型牛舎で飼養されている牛では，1年で最も気温と湿度の高い月に，高い割合で環境性乳房炎が発生する。最適な衛生状態が保たれている場合でも，横たわった牛の体の下の湿った温かい環境は，細菌の増殖を促進する可能性がある。夏季に牛群が放牧されると，通常はColiform乳房炎の発生率は低下するが，環境性連鎖球菌の感染率は高いままである。米国南西部地域のドライロットシステムを導入している農場において，Coliform乳房炎が最も高率に発生する時期は，通常，雨量が最多になる時期と関連している。その結果，気候や牛舎構造，敷料の種類，降雨量などの様々な要因が相互作用して，地域ごとや牛群管理ごとに異なる乳房炎発生パターンを生み出している。その好例として，ニュージーランド，オーストラリアなどで利用されている牧草主体の集中放牧システムが挙げられる。乳房炎発生に関連する要因はすべて，牛の乳頭の微生物汚染レベルに影響を与えるものである。ポイントは，牛の周囲の環境を清潔で乾燥した状態に保つことによって，牛をできるだけ清潔で乾燥した状態に保つことである（図6.4）。

> 環境性乳房炎原因菌によって引き起こされる乳房内感染は，大部分が乳腺外部の細菌によって引き起こされる

> ポイントは，牛の周囲の環境を清潔で乾燥した状態に保つことによって，牛をできるだけ清潔で乾燥した状態に保つことである

牛舎構造の管理や設計もまた乳房炎発生のリスクに影響を与える可能性がある。牛はフリーストールの寸法が不適切であったり，牛床面積が不十分あるいは不快な場合，牛床を使用しないことが多い。その場合，牛は体の一部分を通路などの牛床の外に横たえるため，非常に汚れてしまう。牛がフリーストールの牛床部分に上がるのが困難あるいは隣の牛に近すぎた場合は，乳頭が損傷して乳房炎を引き起こす可能性がある。通路や牛床の後方1/3部分からふん尿を頻繁に取り除くことによって床面の汚染を減らすことは可能だが，細菌の増殖を完全に排除することはできない。大切なことは，牛床を清潔で乾燥した状態に保ち，敷料を頻繁に交換することである。牛床後部から敷料を取り除いて毎日清潔なものに交換するか，毎日ストール前方から後部に敷料をかき集める方法がある。また，砂を利用すれば敷料の交換頻度を減らすことができる。洗浄された清潔な砂は，敷料として利用するのに好ましい。ただし，未洗浄の砂は，しばしば微生物の増殖を促す栄養分となる高濃度の有機物を含んでいるため，注意が必要である。

そのほか，環境性乳房炎原因菌による感染増加の要因は，過密状態，換気不良，ウォーターカップや水槽からの漏水，不衛生な池や湿地帯への侵入であり，農場内のぬかるんだ場所は牛が集まって尿や糞を堆積させた場所であることが多い。過密状態は，フリーストールやドライロット酪農場などの区分け

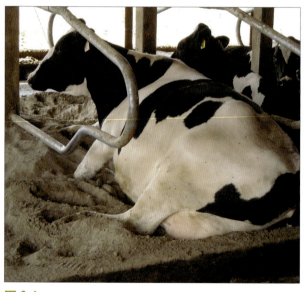

図 6.4
清潔で乾燥した環境下の牛。

の緩い構造であっても環境性乳房炎の問題を悪化させる。また，ドライロット飼養の場合，日陰部分と牛の過密状態は関連することが多い。特にライナーやティートカップのような搾乳機器の汚染は，環境性乳房炎の発生（特に *Serratia marcescens* および *Pseudomonas aeruginosa*）に関連することが知られている。*P. aeruginosa* による乳房炎の発生は，多くはミルキングパーラーや牛の居住域の汚染水と関連している。

搾乳後のディッピングは，環境性乳房炎のコントロールには効果がないことが証明されているが，搾乳と搾乳の間の乳頭表面を保護する目的としていくつかの乳頭消毒剤あるいは保護剤が販売されている。その一方で，環境性乳房炎原因菌に対する外部乳頭保護剤の有効性については，まだ十分に議論されていない。搾乳前のディッピングでは，消毒効果を十分に高めるために清潔で乾燥した乳頭をディッピング剤に30秒間浸漬放置する。そして，次にティートカップを取り付ける前にディッピング剤を拭き取る。これらの作業は，多くの牛群において環境性乳房炎の発生割合を大きく減少させるものである。乾乳期治療プログラムの一部として利用されている乳頭内部シール剤は，乾乳期間をとおして環境性乳房炎のコントロールに有効と考えられている。

> 大切なことは，牛床を清潔で乾燥した状態に保ち，敷料を頻繁に交換することである

ストレス

ストレスと免疫系の相互関係やストレス測定法は，依然として十分な知見が積み重ねられていない。ストレスと乳房炎の関係性についての証明も不明な点が多い。高温多湿の条件は乳房炎の発生に関連しており，暑い時期に牛を涼しい環境に移動させると，ストレスや環境性乳房炎の発生が減少する。ストレスの相対的影響と気候変動による原因微生物への感染程度の影響とを明確に区別することは難しい。白血球を含む様々な免疫系構成要素の機能障害とストレスの関連を示す報告は数多く存在する。白血球は乳房内防御に重要であるため，ストレスによる免疫系の機能障害は臨床型乳房炎の発生率または新規感染率を増加させることを予想させる。さらに，ストレスは乳汁の産出を阻害するため，搾乳が不十分になり，臨床型乳房炎の発生率を上昇させることが知られている。

気候以外のストレス要因も乳牛群に悪影響を与える可能性がある。たとえば，有毒ガス（アンモニアと硫化水素），日常行動の変化，牛群内の社会的相互作用，騒音，動物の隔離および搾乳者や取扱者による牛への虐待などが含まれる。最も信頼できるストレス指標は，ミルキングパーラーに入りたがらなかったり，パーラー内での排便あるいは緊張などといった行動変化の観察である。

乳頭損傷

乳頭損傷は，ほとんどの場合で乳房炎を引き起こす（図6.5）。乳頭損傷の原因として，不適切な牛舎の設計あるいは不適切に維持管理された牛舎およびフリーストール，過密飼育，滑りやすい床面あるいは通路，開いた側溝，隙間の広い溝格子，高い縁石や段差，有刺鉄線，不適切な

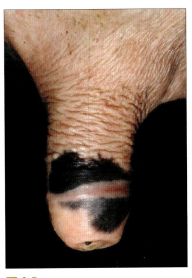

図6.5
乳頭損傷は多くの場合で乳房炎を引き起こす。

設計のフェンス，廃棄した機器が，よく挙げられる。損傷した乳頭は容易に感染するだけでなく，搾乳も困難になる。また，損傷した乳頭の外科的修復は，費用と時間を要することになる。乳頭病変部は原因菌を保持しやすいため，乳頭部で発生した病変に対しては皮膚コンディショナー（皮膚軟化剤）を含んだ乳頭ディッピング剤で定期的に消毒すべきである。

給餌方法

乾乳初期は感染リスクの高い時期である。したがって，乳腺の退縮を早めることが，乳房炎の新規発生率の減少につながる可能性が考えられる。それは，泌乳最終週に乳量を減らす管理方法を行うことによって達成できる。飼料摂取量の制限，タンパク質含有量の低い乾草の給餌，水分摂取量の制限およ

び飼育スペースの変更は，すべて乳量減少に有効であり，乳腺の退縮を早めることが可能である。

不断給餌も乳房炎の発生に影響を与える可能性がある。乳房炎原因菌の乳頭管の通過は，乳頭管が拡張状態のままである

> 不断給餌も
> 乳房炎の発生に
> 影響を与える
> 可能性がある

搾乳後に最も起こりやすい。この状態は，通常では搾乳後60分以内に消失する。搾乳直後に給餌することで牛の立位状態を保持することは，原因菌の侵入しやすい時間の乳頭汚染リスクの減少に有用かもしれない。乳牛の栄養と乳房炎の関係については，9章で詳説する。

飼料の種類は糞便中の環境性乳房炎原因菌の数にも影響を与えるため，環境中に流される病原体の数にも影響を及ぼす可能性がある。

搾乳機器

基本的な搾乳原理

ほぼすべての搾乳機器は100年以上前に確立された原理と仕組みで構成されている。その仕組みは，1分間に55～65回ライナーを開き，一定の真空圧で乳腺から乳を吸い出すことと，ライナーを閉じ，真空でうっ血した乳頭端を改善するという2つの原理からなる。

真空はシステムから空気を排泄する真空ポンプでつくられる。搾乳に必要な安定した真空圧（通常40～50 kPaもしくは12～15 inHg〈304.8～381 mmHg〉）は，一般的な調圧器で空気の流入量を調節するか，真空ポンプの回転数を電子コントロールすることで得られる。

搾乳ユニットは，2つの部屋に分かれたティートカップが4本と，それに接続されるクローからなる。それぞれのティートカップは固い外側のシェルと柔らかい内側のライナーからなる。搾られた乳はクローからゴムやプラスチックのロングミルクチューブを通り，パイプラインからレシーバージャー，もしくはバケットへ運ばれる（図7.1）。

搾乳中，乳頭はティートカップライナーのなかに引き込まれ，乳頭壁は伸び，乳頭管は真空圧によって

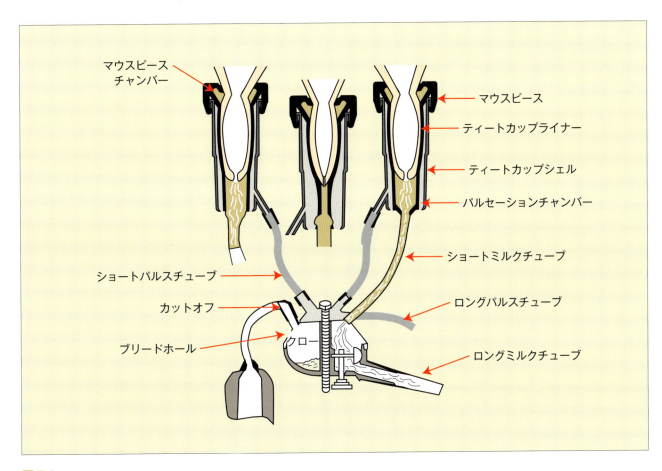

図7.1
クラスターの構成（Insight Books社の好意によりMachine Milking and Lactationより改作）。

> 最大流量と
> 最小流量における
> 平均クロー内圧
> は，搾乳機器の
> 性能の最も重要か
> つ生物学的に
> 関連のある測定値
> である

開かれる。ティートカップのライナーの内とパルセーションチャンバーが真空になるとライナーが開き，乳頭の外側が陰圧になり，乳頭から乳が回収される（搾乳期）。パルセーターがパルセーションチャンバーに大気圧を入れると，ライナー内との圧の差でライナー壁はつぶれる（ライナーが閉じる）。ライナーの閉鎖は乳頭端を閉じ，乳頭からの乳汁の流れを止める。この一連のライナーの開閉は「拍動」という。

　拍動の主な機能は，搾乳期に乳頭端の組織に起きたうっ血をライナーを閉じることによりやわらげることである。拍動はライナーがつぶれる時（休止期）であっても陰圧から解放されているわけではない。そのため，拍動サイクルを通じて乳頭端は陰圧に曝されている。

真空度

クロー内圧

　クロー内圧とは，液体や空気が流れる規定の条件下や搾乳中におけるクロー内の平均真空度をいう。搾乳真空度の大まかな区分を**表7.1**で示す。これらの真空度は通常搾乳中の平均クロー内圧が使われる

ことが多い。最大流量と最小流量における平均クロー内圧は，搾乳機器の性能の最も重要かつ生物学的に関連のある測定値である。クロー内圧は，ロングミルクチューブ内での生乳の流速や，ティートカップとミルクラインとの高低差，および生乳の流れを妨げる障害物によって影響されることが知られている。搾乳システムにおいて，ミルクラインが地下に設置されているパーラーなどでは最大と最小のクロー内圧の差は小さくなるが，ミルクラインが高い位置にあるハイラインではその差は大きくなってしまう。搾乳真空度の最終的な分類は，**表7.1**で高い方の分類を見るべきだろう（最小流量時に"高"で最大流量時に"中"の真空度の時，最終的には"高"に分類される）。

　実際には，平均クロー内圧はシステム真空度より重要で有益な測定値である。同様に，個体の平均乳流量は最大乳流量より有益な測定値である。

　目的とする平均クロー内圧の選択は，許容できる搾乳時間と最小限の乳頭へのダメージ，許容できる乳量のなかでの妥協点となる。乳の引き出し速度を上げることはクロー内圧を高くすることになる。クロー内圧を高くすると乳頭組織にストレスをかけ，乳頭端の角質増殖症を助長することになるが，搾乳量を増やすことにもなる。

システム真空度

　システム真空度はレシーバージャーかその近くで測定された真空度と定義され，多くの搾乳システムでは調圧器で一定の真空度に調圧される。システム真空度とクロー内圧の違いは以下のものに影響を受

表7.1　搾乳真空度の分類

真空の区分	最大流量時 クロー内圧	最小流量時 クロー内圧 （ほぼ運転真空度と同じ）
高い	40〜44 kPa 11.8〜13.0 inHg	>46 kPa >13.5 inHg
中等度	36〜40 kPa 10.6〜11.8 inHg	40〜46 kPa 11.8〜13.5 inHg
低い	32〜36 kPa 9.4〜10.6 inHg	<40 kPa <11.8 inHg

ける。

・牛の乳流量
・クローとミルクラインの高さの違い
・ミルクチューブの長さと内径
・クローとミルクラインの間の構造物による流れの制限（ミルクメーター，シャットオフバルブ，エルボーなど）
・クローに入る空気量

　ミルクラインがクローより下に設置されている搾乳システム（ローラインやミルクラインが地下に設置されているパーラーなど）において，多くは40～45 kPa（12～13.5 inHg〈304.8～342.9 mmHg〉）に設定することで必要なクロー真空度を得られる。ミルクラインがクローより上に設置され，生乳を高い位置まで上げなければならない搾乳システム（ハイラインシステムなど）では，搾乳に必要なクロー内圧を得るには47～50 kPa（14～15 inHg〈355.6～381 mmHg〉）に設定する必要がある。

拍動数と拍動比

　市販されているほとんどの搾乳機器は拍動数が1分間に55～65回に設定されているが，実際の酪農現場では，少ないもので1分間に40回，多いもので1分間に80回で使用されている。拍動数は，ライナーが閉じたときに乳頭端のうっ血を緩和する時間を確保する必要があるので，無制限に増やすことはできない。乳頭のうっ血の緩和が不十分な場合は，新規感染率が高くなる可能性がある。

　拍動比とは，パルセーターがパルセーションチャンバーに真空を供給する（ライナーが開きかけ，完全に開く）時間と，パルセーターがパルセーションチャンバーに大気圧を供給する（ライナーが閉じかけ，ライナーが完全に閉じる）時間の比をいう。パルセーションチャンバー内での真空圧変動の影響は図7.2に示す。1分あたり60回の拍動数において，拍動比は通常50：50から70：30までの範囲にある。拍動比が広いと拍動サイクルの間でライナーが

開いている時間が長くなり，搾乳速度を増加させることになるであろう。しかし，ライナーが開いているとき，乳頭端付近では組織の液体成分が蓄積し，うっ血を引き起こすため，搾乳期を長くしすぎると搾乳時間の延長をきたすことになる。このうっ血は，休止期にライナーを適切につぶすことで緩和できる。乳頭端のうっ血や過度の乳頭端の圧迫を管理できないと，乳頭管の防御機能が損なわれる可能性がある。

　パルセーターの拍動サイクルは，A期＝ライナーが開きはじめる，B期＝ライナーが開いている，C期＝ライナーが閉じはじめる，D期＝ライナーが閉じている，の4期に分けられる（図7.3）。国際標準化機構では，D期は最低150ミリ秒でなければならないと規定している。

新規乳房内感染に対する搾乳機器の潜在的な影響

　ほとんどの新規乳房内感染は搾乳機器以外の要因によって引き起こされる。直接的および間接的な搾乳機器の影響は，一部の牛群では新規感染の最大20％を占める可能性があるものの，搾乳機器が正し

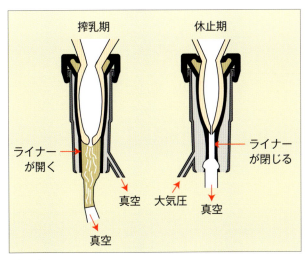

図7.2
搾乳期は，ライナーが真空圧で乳頭を伸ばし乳頭管を開くため，乳が流れる。休止期は，閉じたライナーが乳頭の端部に高い局所的圧力を加えるので，乳の流れを止める。

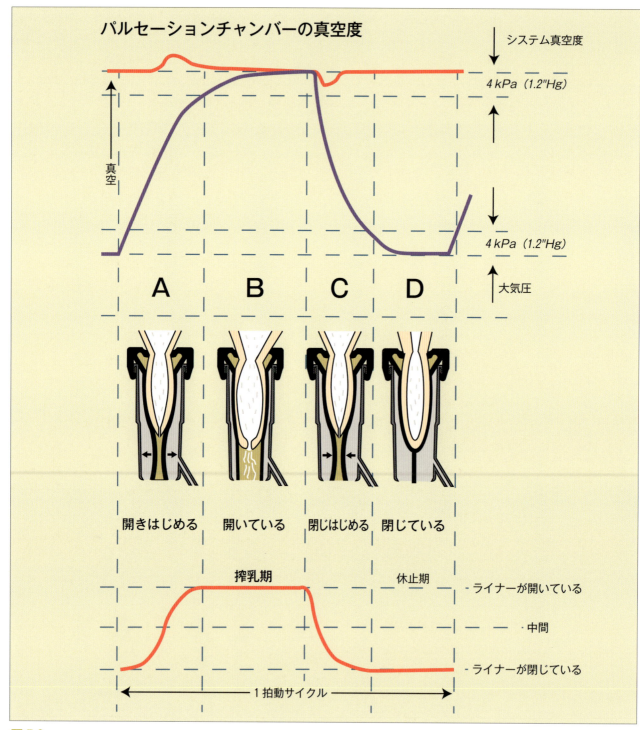

図 7.3

1つの拍動サイクルでのA期，B期，C期，D期（上記のセクション）において，ライナーの真空とパルセーションチャンバーの様子の模式図を重ね合わせた。乳はA期に流れはじめて（ライナー特性と乳頭のサイズと形状に依存する），B期にわたって流れ続ける。これはライナー内の真空が乳頭組織を伸ばし，乳頭管を開くからである。C期のある時点でライナーから乳頭先端にかかる圧が乳頭を開く圧より低くなった時，乳の流れは止まる。図の下方には，図の上方に示されるライナー壁に加えられる圧力差の変化に応じた，乳頭端部の下のライナー壁の周期的開閉を示す。

く設定されていれば，最近の平均的な牛群ではおそらく約10%を大きく超えることはない。したがって，搾乳システムの適切なメンテナンスと正しい操作は，搾乳を成功させるための重要な要素となる。機械の全体的な寄与をさらに定量化することは，乳房炎の原因の多様性のために困難である。新規感染率は乾乳初期より泌乳期の方が低いため，定期的な搾乳は新規感染を減らすのに役立つという利点があるようである。搾乳機器は，主に下記の4つの方法で新規感染率に影響を及ぼす場合がある。

交差汚染により乳頭皮膚の細菌数を増やす

牛の乳頭，特に乳頭開口部の近くで細菌数を低く抑えることで，新規感染率を下げることができる。適切な牛群管理や搾乳管理の実施は，おそらく搾乳機器からの潜在的な寄与をはるかに勝る効果がある。

細菌の侵入に対する乳頭管の抵抗性を変化させる

伝染性乳房炎原因菌や *Streptococcus uberis* のような環境性乳房炎原因菌による新規感染は，搾乳機器による乳頭の状態の変化によって増加される。そのような変化は次のようなことが考えられる。

・乳頭壁のうっ血と浮腫の増加
・乳頭管のより遅い閉鎖
・乳頭組織の低酸素症
・乳頭管ケラチンの除去速度と再生速度の遅延
・搾乳後の乳頭管開口部の開放度の上昇
・乳頭端の角質増殖症

新規感染率は，乳頭のうっ血を効果的に緩和するためにパルセーターの設定とライナー特性を改善することによって減少する。

乳頭管の細菌侵入の危険性を高める力を生み出す

ショートミルクチューブ内で2 m/秒を超える空気速度は，細菌を乳頭管や乳頭管内に侵入させる可能性がある。しかしながら，通常のライナーの動きでは2 m/秒を超える空気速度を発生させることはない。

次のような場合には，突発的に一過性の空気がティートカップを通過するため，2 m/秒を超える空気速度が個々のクラスター内で発生する可能性がある。

・ライナースリップ，または騒々しくガーガー鳴る
・クラスターが蹴落される，または突然外される
・乳頭とマウスピースの密着を妨げるほどの強力なマシンストリッピングをする

このような事象は急激で不規則な真空圧の変動を引き起こす可能性がある。これらは，非常に速い変化率（多くの場合1〜2秒以内）でクロー内の大規模で一時的な真空度の低下（15〜30 kPa）を示す。クローと隣接するライナーとの間に生じる高い一過性の圧力勾配は，同じクラスター内で，2 m/秒以上に加速した乳が隣接するティートカップ内に逆流し，乳の飛沫が乳頭先端部に触れることによって新規感染率を高めることになる。これは「ドロップレッツ現象」と呼ばれる。

ライナースリップやクラスターの脱落の頻度を増加させない限り，ミルクラインまたはレシーバージャー内の真空の変動は非常に遅いので新規感染を増やすことはない。

ミルクラインやレシーバージャーの不規則な真空の変動と乳房炎の増加は，因果関係にあるというよりも関連性があるといった方がよいだろう。この関連付けは以下の理由で発生する。

・新規感染率は，1つまたは複数のティートカップからの突然の空気流入によって増加する
・ティートカップからの空気の流入は，ミルクライン

> ほとんどの
> 新規乳房内感染は
> 搾乳機器以外の
> 要因によって
> 引き起こされる

における一時的な真空変動の主な原因である

搾乳自体の効果

乾乳初期または搾乳をしなかった場合の新規感染率と比較すると，1日に2回以上定期的に搾乳された牛の新規感染率は比較的低くなる。したがって，乳頭の状態が損なわれていない場合，全体的な衛生管理や搾乳手順が優れている場合では，機械搾乳は新規乳房炎感染のリスクを減らすのにプラスの効果をもたらす。一般に頻回搾乳が増えると，乳房炎の臨床症状は減少する。

新規乳房内感染に対する搾乳機器の影響の軽減

新規乳房内感染率に対する搾乳機器の影響を減らすための目標は明らかである。

- 1つの分房または乳頭からほかの乳頭への外因的な交差汚染を減らす
- 乳頭の皮膚や乳頭管を健康に保つことで乳頭管内またはその近くの細菌の増殖を最小限に抑える
- 搾乳中に乳頭管への細菌の侵入のリスクを減らす

交差汚染を減らす

搾乳機器が感染に関わる要因は，減らすか最小限に抑えることができる。搾乳後のクラスターの熱処理やバックフラッシュは，搾乳クラスター上の伝染性乳房炎原因菌の牛から牛への移動を減少させることができる。しかしながら，ほかに交差汚染の原因となるものが依然としてあり，バックフラッシュや熱処理の利点は，概して追加のコストと労力を正当化するには十分ではない。クローの容積，チューブの寸法，ブリードホール，バルブなどのクラスターの構成を慎重に設計すると，搾乳中の交差汚染を減らすことができる。これは，新規感染の最大40%が交差汚染であるかもしれない高レベルの伝染性乳房炎原因菌を有する牛群において有利である。

乳頭の皮膚や乳頭管を健康に保つ

乳頭のサイズとライナーの長さが合っていない場合，たとえパルセーターが正しく機能している時でも，乳頭端のうっ血を緩和するためのマッサージが不十分になる可能性がある。乳頭が長くライナーのなかに深く入り込みすぎると，乳頭の下でライナーが完全につぶれないため，乳頭端のうっ血を十分に緩和できないであろう。逆に乳頭が短い場合は，マウスピース室が深いライナーでは十分に入り込まない場合がある。このような状況では，パルセーターが正常に機能していても，その効果を得られない。

高い真空度や硬いライナーによって引き起こされる過度の圧縮は，乳頭端の角質増殖症を増長する可能性がある。軽度の乳頭角質増殖症の牛と比較して，重度の乳頭角質増殖症の牛の乳房炎感染のリスクはわずかに増加しているようである。また，軽度の乳頭角質増殖症の牛と比較して，角質増殖症のない牛の乳房炎感染のリスクもわずかに高いようである。これは，乳房炎予防における乳頭管内のケラチン動態の重要性を示し，ケラチン生成が少なすぎたり，ケラチン除去が多すぎたりすると，乳房炎リスクがわずかに増加する。

ドロップレッツ現象による乳頭管の細菌の侵入のリスクを減らす

近年の搾乳システムと大きな配管径により，搾乳中の真空圧の安定性が向上した。さらに重要なことには，流れを制限しないショートミルクチューブと，より大容量のクローを備えたクラスターの普及がドロップレッツ現象を軽減するのに役立った。

それにもかかわらず，ライナースリップや，特に搾乳終盤でのクラスターの蹴落とし，真空下でのクラスターの急速な取り外しなどの行為によって，設計が不十分な搾乳ユニットではまだ強いドロップレッツ現象が生じる可能性がある。

ライナーの安定性は，ライナーのデザイン，乳頭と乳房の形状，搾乳率，真空度，クラスター重量，および4つのティートカップ間のクラスターの重量配分による。牛の搾乳ユニットを適切に配置するこ

とで，ライナースリップを最小限に抑えることができる。ラジアルコントロールアーム，ホースサポート，スリップ率の低いライナーの選択は，最も重要な予防策である。真空下でのクラスターの取り外しは，手動での取り外し時によくみられる障害であるが，機能不良または調整が不十分な自動離脱装置でも発生する可能性がある。

浮遊電圧と乳房炎

浮遊電圧という言葉は，過去40年から50年の間，農場のなかに接地（アース）された配電線のなかで発生する電圧の特殊な事例として使用されてきた。この電圧が十分なレベルに達すると，接地された機器と接触する動物は軽度の電気ショックを受けて行動反応を起こすことがある。動物にしか知覚できない電圧レベルにおいて，たじろぐような行動は，通常の日常生活にほとんど変化をもたらさない場合がある。より高いレベルでは回避行動が起こるかもしれない。

家畜に対する浮遊電圧の影響に関する多くの研究が過去50年間にわたって行われてきた。いくつかの国の多数の独立した研究グループによる研究は，最も敏感な牛（1%未満）では，鼻鏡から蹄，もしくは蹄から蹄に加えられた2 mA，60 Hzの電流（2乗平均平方根〈rms〉として測定）に反応しはじめることに一致した見解を持つ。これは約1 V（60 Hz，rms）の接触電圧レベルに相当する。電圧および電流曝露レベルが1 Vまたは2 mAを超える

と，より多くの牛が行動反応を起こし，最も敏感な牛でより顕著になる。

牛を流れる60 Hzの電流の回避閾値の中央値は，約8 mA（4～8 Vrms，60 Hz）である。高周波では60 Hzの電圧と電流と同じ応答を引き出すため，はるかに高い電圧と電流の露出レベルが必要となる。

科学的には，最大8 V，60 Hzの浮遊電圧の曝露に伴う可能性のある行動反応と，生理的反応（乳房炎のリスク，乳房炎の治療効果または免疫機能）もしくはホルモン反応（ストレス反応）との間に関連性はない。間欠的なパフォーマンス不良，乳の下ろしの不良，不完全または不均一な搾り切り，搾乳中の異常な行動，搾乳時間の増加，飼料または水の拒絶，乳中の体細胞数の増加，および乳房炎の増加はしばしば浮遊電圧によるものである。しかしながら，これらの徴候のどれも多数の対照研究において明白な差があるものではなかった。これらの兆候は，虐待的な牛の取り扱い，搾乳機器の不良，搾乳手技や搾乳衛生の不良，栄養不足など，ほかの要因によって引き起こされることがよくある。したがって，動物の行動やほかの症状を浮遊電圧の問題を診断するための唯一の指標として使用することはできない。

> 動物の行動やほかの症状を，浮遊電圧の問題を診断するための唯一の指標として使用することはできない

原因微生物の検出と診断

8章

　乳房炎は乳腺の炎症であり，一般的に細菌感染に起因する。したがって，検出および診断は，炎症状態の把握や乳房炎原因菌の分離，または理想的にはその両方のモニタリングによって行うことができる。

　乳房から肉眼的に異常乳が分泌されることを，「臨床型乳房炎」として定義している。その一方で，視覚的に異常乳ではない炎症については「潜在性乳房炎」と呼んでいる。そのため，潜在性乳房炎の検出は，間接的な検出法を用いなければならない。潜在性乳房炎の検出方法は，炎症過程に関連する要因を検出する乳汁検査が用いられる。潜在性乳房炎を検出するための乳汁検査法を以下に例示した。

・体細胞数の上昇
・電気伝導度の上昇
・乳汁中の酵素やその他の特定タンパク質の上昇
・脂肪，乳糖，カゼインなどの乳成分の割合の減少

　感染性疾病である乳房炎の診断は，原因物質の同定が含まれる。これは通常，乳汁中の微生物学的検査で乳房炎原因微生物を検出することによって行われる。乳房炎の検出または診断は，バルク乳サンプルの乳汁検査によって牛群レベルで可能であり，または個々の分房乳または個体乳サンプルの乳汁検査によって牛の個体レベルで行うことができる。

牛群レベルでの検出

バルク乳の体細胞数

　乳房内に細菌が侵入すると，白血球は侵入箇所である乳腺胞，乳管および乳槽内に病原体を排除するために誘導され，その結果，乳汁中の体細胞数は上昇する。バルクタンク内では，乳房炎罹患分房の乳と健常分房の乳が混和されるため，牛群内に乳房炎罹患牛が存在する場合，バルク乳の体細胞数は増加することになる。

　バルク乳体細胞数（BTSCC）は，牛群内の潜在性乳房炎の有病率の指標として有用であり（2章，**表2.4**），BTSCC が 20 万個 /mL を超える場合は，牛群内の乳房炎罹患率の増加を示唆する。平均BTSCC を 20 万個 /mL 未満で維持することが，農場にとって実用的かつ現実的な目標となる。非常に効果的な乳房炎防除プログラムを導入している牛群では，一貫して 10 万個 /mL 未満を維持している。2章に示されるように，乳生産量の減少と乳質の変化は体細胞数の上昇と関連している。

　酪農家から生乳を購入する乳業メーカーによって，生乳の合法性と品質を保証するために定期的なBTSCC 検査が実施されている（**図8.1**）。また，酪農家においても，牛群の平均体細胞数は牛の個体ごとの乳汁検査プログラムを通じて有効利用されている。これらの報告は，牛群の体細胞数と潜在性乳房炎のレベルをモニタリングするために有効な手段となるが，臨床型乳房炎の症例数，乳房炎に関与する牛の数やグループ，あるいは感染の原因因子についてはほとんど明らかにすることができない。体細胞数の測定記録は，伝染性乳房炎原因菌による感染を経験している牛群を見出すことに有効である。伝染性乳房炎原因菌によって引き起こされる乳房炎は潜在性であることが多く，長期間続く傾向があるため，牛群内で新規感染があった場合には乳房炎有

> 非常に効果的な乳房炎防除プログラムを導入している牛群では，一貫して 10 万個 /mL 未満を維持している

8章　原因微生物の検出と診断

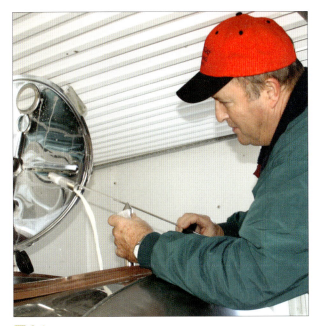

図8.1
バルク乳サンプルの採取。

病率の増加およびBTSCCの上昇をもたらすことが考えられる。

　伝染性乳房炎原因菌を効果的にコントロールしている牛群は，環境性乳房炎原因菌による臨床型乳房炎の発症の可能性もあるが，おおむね牛群の平均体細胞数は20万個/mL未満を維持している。その場合，長期間において乳房の健康状態は，毎月の牛群の平均体細胞数やBTSCCに反映されない可能性がある。環境性乳房炎原因菌による乳房内感染は短期間であることが多く，牛群として乳房炎罹患率を評価した場合，低い数字が出る傾向にある。それは，環境性乳房炎原因菌に感染した乳房炎の多くは臨床的なものであるため，その乳房の乳はバルクタンクから除外されるからである。その結果，特定の時期に環境性乳房炎の発生が多少あったとしてもBTSCCに大きな影響を与えることはない。そのため，環境性乳房炎を主とする牛群では，BTSCCは20万個/mL未満となることがあり得る。

　BTSCCが高い牛群の管理の方法の1つは，効果的な乳房炎防除プログラムを行うことによって体細胞数のレベルを徐々に下げることである。月平均および年平均の体細胞数の記録は，乳房炎防除と乳質変化についての一般的な指標となる。

臨床型乳房炎

　臨床型乳房炎の発生率に関する記録は，牛群内の乳房炎を適切に評価するために必要である。罹患乳房（治療済みあるいは未治療）から採取した乳汁は，多くの場合で出荷することができないため，バルクタンク内に混入しない。そのためBTSCCは臨床例の乳汁体細胞数の数値は反映されていない。乳が異常である場合や乳房が腫脹している場合に，その乳房は臨床型乳房炎に罹患しているとみなされる。また，乳汁中に凝塊（ブツ）がみられる場合も臨床型乳房炎と定義される。治療実施の可否については，乳房炎の重症度，泌乳ステージ，当該牛の繁殖成績や乳生産性，寿命などの要因が含まれるため，臨床型乳房炎の治療記録は，しばしばその発生を過小評価してしまう。そのため，臨床例の治療記録は，牛の個体や乳房に対して行った治療歴と一致しない。乳房炎コントロールが成功している牛群では，新規の臨床型乳房炎の発症は1カ月あたり100頭中2症例以下である。また乳房炎防除プログラムが平均的に成功している牛群では，1カ月あたり100頭中4～5症例程度の臨床型乳房炎がみられる。

バルク乳の培養による診断

　バルク乳を培養することによって，生産者に重要なデータを提供することができる。乳汁中の細菌数には規制上の上限が定められているが，それに加えて，個々の加工業者では別の品質基準と条件を設定している。細菌数が増加した場合，培養による菌種同定を行うことによって，高細菌数となった原因を明らかにする手がかりとなる。感染牛から*Streptococcus agalactiae*が検出された場合は，細菌数増加の単一原因である可能性がある。多くの場合，細菌感染は，牛舎環境や搾乳前の乳頭の準備不足，不適切に洗浄・消毒された搾乳システムなど，様々な感染源から発生する。そのため，バルク乳を培養することによるメリットは，乳汁の汚染源である一次細菌を特定することである。乳汁中に存在する優勢細

菌種を同定することは，汚染源の排除に非常に有効である。

産業動物獣医師や乳業協同組合のなかでは，牛群の乳房炎発生状況を監視するために，定期的なバルク乳の培養と体細胞数の測定を行っているところがある。これら2種類の検査結果によってS. agalactiae, Staphylococcus aureus, またはMycoplasma spp.の牛群内への新規侵入の最初の徴候を検出できる可能性がある。ただし，バルク乳のなかのこれらの微生物の存在は，牛の乳房内への感染をほぼ確実に示すことになるが，感染動物数を明らかにすることはできない。また，定期的な毎月の乳汁培養は，搾乳機器や牛舎環境の衛生管理上の問題点や，ほかの感染症の早期検出に有効となる可能性がある。高品質の生乳生産を確保するためには，牛群内において体細胞数と同様に細菌数も低く抑えることを目指して努力すべきである。牛群内の生乳中の細菌数の現実的かつ実用的な目標は，5,000/mL以下である。

牛レベルでの検出

生体検査

生体検査は搾乳直後の乳房で行うことが最も望ましい。急性乳房炎のために乳房に熱感や腫脹がないか分房ごとに調べ，永続的な損傷を示唆するような創傷部位を伴った不整系あるいは萎縮した分房ではないかを調べる（図8.2）。

乳汁の外観検査

搾乳前に前搾り乳を検査することで，出荷できないような異常乳の早期発見が可能となり，また管理を注意すべき牛の特定も可能となる（図8.3）。前搾り乳の検査は，暗い表面の上に乳を流す方法が最も多く行われる。異常乳は，異常色，凝塊あるいは水様状を示すことがある。前搾りは，乳汁産生の泌乳生理メカニズムを刺激するだけでなく，乳頭管から細菌を排出するためにも重要な工程である。

伝統的に，前搾り乳はストリップカップや黒色プレートを用いて観察されてきた。この検査方法は，牛がスタンチョンやタイストール形式で搾乳されている場合に用いられる。床を水ですぐに洗い流すことのできる搾乳パーラーでは，前搾り乳は床や牛の足下の排水溝で観察することも可能である。この方法は，感染乳の乳頭や乳房への跳ね返りや搾乳者が汚染されたストリップカップを取り扱うリスクを下げる。

カリフォルニアマスタイティステスト

カリフォルニアマスタイティステスト（California Mastitis Test：CMT）やそれに類似したウィスコンシンマスタイティステスト（Wisconsin Masti-

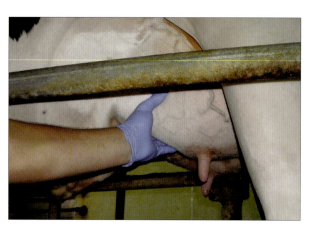

図8.2
生体検査－乳房の拍動。

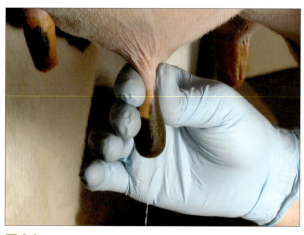

図8.3
前搾りは異常乳の早期発見を可能にする。また，前搾り乳の排出は，乳生産メカニズムを刺激し，乳頭管から細菌を洗い流す作用も有する。

tis Test) などでは，牛の生体における乳汁中体細胞含有量が推定できる（図8.4）。CMT 反応は乳汁中の体細胞数と強く関連しており，CMT 反応が陽性であることはその乳房が乳房炎であることを示す。一貫した信頼性のある結果を確実にするために，CMT は搾乳前に実施すべきである。乳汁中の体細胞数は搾乳過程において増加する傾向にあるため，搾乳後にCMT を実施した場合，偽陽性反応が起こりやすく，非感染分房であっても搾乳後数時間経った場合でも高いスコアを示すことがあり得る。CMT は乳頭の搾乳準備を行った後，前搾り乳を捨てて，搾乳直前の乳汁検体で実施すべきである。

定期的に全自動細胞計測器とコンピューターによって記録される（図8.5）。この数値は，各搾乳牛の4分房の合乳として表示される。これらの記録は，定期的な体細胞数のモニタリングとして有用であり，乳房炎管理に役立つものである。検査センターによっては，体細胞数が上昇している搾乳牛リストや体細胞数プロファイルを示す報告書を提出するところも存在する（表8.1）。検査結果の報告書には，過去の体細胞数データ，個々の牛がBTSCCに与える影響の推定値，泌乳期間中の平均体細胞数などの個々の牛の情報が含まれている。また，報告書は，

体細胞数

牛群内のすべての搾乳牛の体細胞数のデータは，

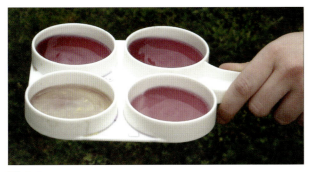

図 8.4
カリフォルニアマスタイティステストに用いるCMTパドル。

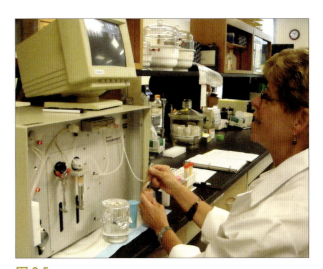

図 8.5
自動細胞計測器。

表 8.1　体細胞数プロファイル

牛番号	乳量（lb） 前回	乳量（lb） 今回	リニアスコア 前回	リニアスコア 今回	乳房炎の状況*	BTSCCに占める割合（%）	泌乳期間中の平均リニアスコア	搾乳日数（日）	産次数
26	53	55	4.4	7.6	慢性	19	2.7	267	3
39	139	110	0	7.1	新規	27	2.5	143	2
25	63	53	7.1	5.8	慢性	5	4.1	275	5
11	71	60	4.4	5.3	慢性	4	4.8	258	8
9	57	52	4.1	5.0	慢性	3	4.2	201	2
45	32	22	3.5	4.8	新規	1	3.7	315	1
37	26	14	4.9	4.7	慢性	0	3.4	322	2
36	42	33	3.8	4.6	新規	1	2.1	332	3
51	80	73	3.3	3.5	正常	0	2.2	87	2
30	53	41	3.0	2.4	正常	0	2.6	102	4

*慢性：現在の泌乳期間中にリニアスコアが4（20万個/mL）を2回以上記録した牛。新規：現在の泌乳期間中に初めてリニアスコアが4を超えた牛。正常：泌乳期間中にリニアスコアが4未満の牛。

新規の潜在性乳房炎罹患牛や過去と現在の体細胞数の比較に基づいて，慢性乳房炎罹患牛であると考えられる牛を見出す情報を提供してくれる。

牛の各個体がBTSCCに与える相対的な影響は，牛群の大きさによって異なる。各個体は，小さな牛群であればバルク乳の10％以上の体細胞数に影響するかもしれない。BTSCCに対する牛の各個体の影響度は，牛群全体の乳房の健康状態の評価や搾乳牛群から慢性罹患牛を摘発するために役立つ。小規模牛群では，高体細胞数の牛を2，3頭除外した場合にBTSCCが30～40％低下することがある。これは，適切な乳房炎防除プログラムの履行によって得られた短期的な乳質改善効果である。

その他の乳房炎スクリーニング検査法

電気伝導度は，乳汁中のイオン濃度（ナトリウム，クロールおよびカリウムなど）の異常状態をモニタリングする。これらは市販の搾乳ユニットやポータブル装置によって測定することができる。自動搾乳システムにおいて，乳質測定のために電気伝導度を利用することは一般的である。しかしながら，搾乳ユニットに電気伝導度のモニタリング装置を装備することは，システムコストが高額になる欠点がある。一方，N-アセチル-β-D-グルコサミニダーゼ（NAGase）やクロール濃度の測定などのいくつかの化学的手法は，研究段階では有効性が認められているが，今のところまだ酪農分野では実用的ではない。

個体乳の培養

牛群内で乳房炎の原因菌種を同定することは，病原体を明らかにし，解決手段を選択するために有効である。原因菌の同定は，特定の牛群内の問題を正しく理解するために重要であり，日常的な治療方針の推奨や時には個々の牛の治療法の決定に役立つ。牛の4分房それぞれから乳汁検体を採取し，それぞれの微生物学的検査を行うことは，一般的に牛の個体乳（合乳）の乳汁検体の培養よりも望ましい。合乳の採取と検査処理は，分房乳の採取および検査に比較してコストは低く行うことができる。しかしながら，合乳検査では分房乳に比べ，感染分房の判別や少数菌量時の検出率，検体の汚染率について明らかに限界がある。

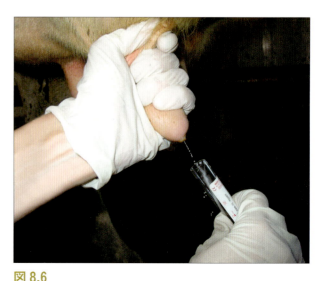

図 8.6
無菌的に培養用の乳汁サンプルを採取することで，乳房炎管理に役立つ情報を得ることができる。

BTSCCが高い牛群では，潜在性乳房炎の有病率が高いことが多い。高BTSCC牛群において信頼性が高いとされる診断法は，一般的に，CMTスコアや個体の体細胞数の増加に基づいて選択された牛の乳汁検体を代表検体とした培養法である。BTSCCは低いが臨床型乳房炎の発生率が高い牛群では，すべての臨床例から治療前に採取した乳汁検体を培養する方が，高体細胞数の牛の乳汁検体を培養するよりも，牛群の問題を特定する際に有用となる（図8.6）。

牛群内の全頭の乳汁の培養は，治療（たとえば，*S. agalactiae*）や隔離（*S. aureus*，*Nocardia* spp. または *Mycoplasma* 感染）あるいは淘汰の判断に有効である。分房乳の培養は，異常，重篤または無反応の乳房炎の場合に，その原因を明らかにし，疾病管理を実施するために用いられる。乾乳前と分娩直後の乳汁の培養は，乾乳牛の治療プログラムのモニタリングに有効である。培養によって単離した細菌を用いて，乳房炎治療の薬物選択の根拠として薬剤感受性試験を行われる。しかしながら，抗菌薬に対する *in vitro* の感受性は治療の成功を保証するもので

8章　原因微生物の検出と診断

表 8.2　乳用牛群における乳房炎管理のための生産医療目標の提案

乳房炎指数	良好	要改善	即時対策
バルク乳体細胞数 （/mL）	<20万	20万～40万	>40万
バルク乳細菌数 （Counts/mL）	<5,000	5,000～1万5,000	>1万5,000
リニアスコア4以上の 牛の割合	<15%	15～25%	>25%
月間の臨床型乳房炎 発生率（%）	<2%	2～5%	>5%
生産量あたりの臨床型乳房炎 による乳廃棄率（%）	<0.5%	0.5～1.5%	>1.5%

はないため，薬剤感受性試験は牛群の乳房炎防除プログラムにおいては価値が限定的である。

　すべての臨床例から無菌的に乳汁検体を採取して細菌培養を行うことは，乳房炎管理に役立つ貴重な情報を提供する。臨床例からの細菌培養結果は，あらゆる臨床例やその原因についての記録の蓄積となり，獣医師や酪農家に牛群内の臨床型乳房炎の問題をより理解しやすくする手段となる。また，臨床例を日常的に細菌培養することは，牛群内の新規感染あるいは重篤感染の早期診断を可能にし，乳房炎防除対策を迅速に開始することにつながる。臨床例の乳汁検体は，培養を行うまで最大24時間の冷蔵あるいは最大1カ月間の冷凍保存が可能である。

　臨床例または高体細胞数の分房乳の約30%は細菌培養を行っても菌が発育しない。乳房内感染のいくつかのタイプ，特に慢性的なColiform感染では，乳汁中の細菌数が通常の方法で検出するには少なすぎる場合がある。このような場合は，反復培養や特殊な培養法を用いる必要がある。そのほかの場合では，感染細菌は除去されているが，治癒に至っていないために体細胞数の上昇が持続していることもあり得る。また，通常の培養法で細菌検査を行った時に，牛群から得た乳汁検体が一貫して培養陰性であった場合は，一般的な培地では増殖できない特殊な微生物（すなわち，*Mycoplasma* spp.）の感染の可能性を疑うべきである。

　微生物学的検査による診断は，多くの時間と設備を必要とし，乳房炎検出のためのスクリーニング検査よりも高額となる。しかしながら，細菌培養はスクリーニング検査では知り得ない特定の情報を得ることができる。細菌培養法の詳細な解説は，全米乳房炎協議会（NMC）による刊行物に記載されている。

目標設定

　牛群における乳房炎防除プログラムの究極の目標は，病気による経済的損失を減らし，乳質を改善することである。経済的損失を減らす方法は，牛群管理，乳房炎問題の程度，施設の大きさ，牛群サイズ，そして労働力による影響を大きく受けるため，個々の牛群によって異なる。それでもなお，乳房炎防除プログラムの目標を設定し，その達成に向けて取り組むべきである。一般的に，乳房炎防除プログラムの目的は経済的損失を減らし，質の高い乳生産を促進することである。多くの牛群において当てはまる目標を**表8.2**に示した。

乳房炎の防除方法

9章

乳頭端の負担を減らす

　乳房炎をうまくコントロールするには，原因微生物（通常は細菌）の乳頭への曝露を減らすか，新たな感染に対して乳牛の抵抗性を高めるかのいずれかを慎重に行う必要がある。牛は泌乳期，乾乳期ともに乳房炎を引き起こす病原体に連続的に曝露されている。泌乳期中の乳頭端部は，搾乳中および搾乳と搾乳の間の両方とも原因微生物に曝露される。特に乾乳直後，分娩直前，および分娩から2～3週間の間は新たな乳房内感染に非常に敏感な時期であるため，乳房炎原因微生物への曝露を減らすことが重要である。これらの期間中に起こり得る感染リスクの増加は，乳頭管の物理的閉鎖不全，乳頭管に入った細菌の除去率の変化，または乳腺内の免疫力の低下によって引き起こされる可能性がある。

　泌乳期と乾乳期では，乳頭端に曝露される細菌の種類や乳房炎原因菌の由来が違うため，異なる制御方法が必要である。搾乳牛群内の感染牛，牛の移動，環境など細菌由来源の相対的な重要性は泌乳ステージによって異なる（**図9.1**）。

　主な病原体は細菌である。伝染性乳房炎原因菌である *Staphylococcus aureus*，*Streptococcus agalactiae*，および *Streptococcus dysgalactiae* は，ほとんどが牛群内の感染した乳腺，乳房に近い皮膚または乳頭に由来する。牛群内のこれらの病原体の拡散は，搾乳機器または搾乳者を介して，多くは搾乳時に起こる。乳房の準備，特に搾乳後の乳頭の消毒を含む適切な搾乳衛生は，搾乳中の感染拡大を制限するのに有効である。

　抗菌剤による感染の排除は病原体によって異なるが，通常，抗菌剤の適用は泌乳期よりも乾乳期の方がより成功する。慢性感染牛の淘汰は，伝染性乳房

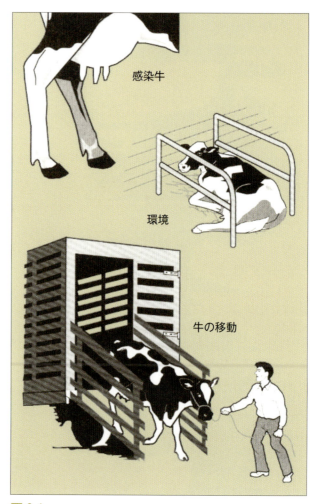

図 9.1
乳房炎原因微生物の由来。

炎原因菌の発生源を除去するための絶対的な方法である。これらの方法をすべて実行することによって，適切に管理された牛群の多くで伝染性乳房炎原因菌が根絶ないし著しく減少している。

　成功例の1つとして，*S. agalactiae* を牛群から容易に消滅させ，その状態を長期にわたって維持している農場もある。対照的に，環境性乳房炎原因菌は牛を取り巻く環境に存在するため，それらを排除することは事実上不可能である。環境性乳房炎原因

9章　乳房炎の防除方法

表 9.1　色々な伝染性・環境性乳房炎原因菌の発生源，主な拡散方法，有効な防除方法

病原体	発生源	主な拡散方法	有効な防除方法
Streptococcus agalactiae	感染分房	搾乳を介して牛から牛へ	乳頭ディッピング 乾乳期治療 泌乳期治療
Staphylococcus aureus	感染分房，乳頭の傷	搾乳を介して牛から牛へ	乳頭ディッピング 乾乳期治療 慢性牛の淘汰 隔離
Coagulase-negative staphylococci：CNS Coliform	環境	環境から牛へ	通路やストール， 待機エリアの衛生改善， 敷料改善

菌への曝露は，泌乳期間および乾乳期間を通じて持続する。環境性乳房炎原因菌を防除するための手順には，乳頭端を汚染する細菌数の減少と，感染に対する特異的および非特異的宿主防御機構

これらすべての方法を合わせることによって，管理の行き届いた多くの牛群から伝染性乳房炎原因菌は根絶または著しく減少した

の増強の両方が含まれる。伝染性および環境性乳房炎原因菌を防除するための基本的な管理方法を表 9.1 に示す。

搾乳前の乳房準備

　乳房を良好な状態にする準備は，乳頭を常に清潔で乾燥した状態に維持することからはじまる。乳頭清拭は泌乳を促すだけでなく，乳頭の皮膚の細菌汚染を減らす助けとなる。準備の質は，消毒剤の有無にかかわらず乳頭の水洗が最も重要であり，その後，しっかり乾かさなければ乳頭の細菌数や新規感染率を増加させる可能性がある。また，乳頭の乾燥が不十分だと乳中の細菌数も増加する。搾乳のために乳頭を洗浄する時は水を控えめに使用し，ティートカップを装着する前に乳頭を個々のタオルで徹底

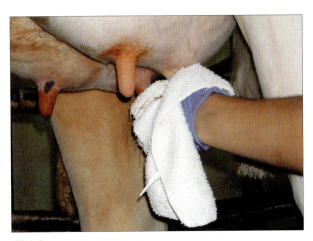

図 9.2
乳頭の乾燥には，1頭につき1枚の使い捨てペーパータオルまたは使用ごとに洗濯・乾燥させた布を用いることが推奨される。

的に乾かす必要がある。洗浄や乾燥させるためのスポンジや布を複数の牛に用いると，個体間で菌を広げることがあるため，使用すべきではない。乳頭を乾燥させるためには，1枚の使い捨てペーパータオルまたは使用ごとに洗濯・乾燥させた布を1頭の牛でのみ使用することが推奨される（図 9.2）。

　搾乳前に効果的な消毒剤を乳頭に浸ける，またはスプレーし，少なくとも30秒間は消毒剤を乳頭にとどめる。これを一般に「プレディッピング」と呼び，搾乳中の新たな乳房内感染率を低下させる。効果は，関与する病原体の種類，使用中の製品および牛群の乳房炎の有病率によって変化する。プレディッピングは潜在的にとても重要な搾乳衛生手順だが，ティートカップを装着する前に消毒剤を乳頭

59

皮膚から確実に除去するように注意が必要である。ユニット装着前の念入りな消毒剤の除去は，生乳が汚染される可能性を防ぐ。

搾乳機器の衛生

搾乳後に機械が適切に洗浄されずライナーで細菌が増殖した場合，または感染分房が搾乳された場合，細菌で搾乳ユニットが汚染されている可能性がある。このような条件下では，その後に搾乳される牛に細菌が伝播する可能性がある。汚染されたクラスターを搾乳後に消毒剤に浸すことによる新規感染の予防効果は限られている。搾乳のたびに徹底的な手順で水，温度および洗剤・消毒剤の正しい組み合わせで機器を循環洗浄することが重要である。1日に1度だけしか洗浄していない国や地域もあるが，これは乳質の低下や乳房の健康の障害につながる危険因子である。搾乳と搾乳の間に各クラスターを消毒する技術は，細菌の増殖を最小限に抑えるが，新規乳房内感染を予防する証拠は存在していない。さらに古い技術は，消毒剤の有無にかかわらず，クラスターを水または沸騰水でバックフラッシングすることである。もし搾乳後に効果的な乳頭消毒がされているのなら，バックフラッシングの利点は小さい。

搾乳後の乳頭殺菌

殺菌活性に関して認可されたとまではいかないまでも，医療効果が期待される有効な殺菌剤を毎回の搾乳後，すべての牛の乳頭ごとに使用することは，乳頭皮膚上の細菌数を減少させる最も効果的な方法で，牛から牛への感染拡大を最小にする。搾乳後の乳頭消毒は，伝染性乳房炎原因菌によって引き起こされる新たな乳房内感染の発生率を低下させる。この効果は，抗菌作用だけでなく，良好な乳頭皮膚状態の促進も生じる。乳頭の良好なコンディション

は，乳頭口での病原体の増殖を制限する。殺菌性の乳頭ディッピング剤は，適用後，急速に化学的または生物学的作用によって乳房炎の原因微生物を破壊する。しかし，搾乳後の乳頭ディッピングは，環境性乳房炎原因菌による新規感染の発生率に最小限の影響しか及ぼさない。殺菌性の乳頭ディッピング剤のほとんどは，乳頭皮膚上の大腸菌群（Coliform）および環境性連鎖球菌を死滅させるが，これらの病原体への搾乳後の曝露は乳頭ディッピング剤の殺菌能力がほぼゼロに低下した後である。現在，種々の乳頭消毒剤製品は生乳を汚染することなく，いくつかの環境性乳房炎原因菌を効果的にコントロールできるように持続性を増したとされている。また，乳房への病原体の侵入を妨げる試みとして，乳頭口を物理的に塞ぐラテックス，アクリルおよびポリマーベースの乳頭シール剤が開発されている。乳頭消毒剤は，生乳汚染を防ぐために次の搾乳前には乳頭からすべて除去されていなければならないので，乳頭の最適な準備を伴う必要がある。なお，乳頭ディッピング剤の物理的なバリアの形成は，乳房炎原因微生物に対する有効性が低いと思われる。

乳頭消毒剤の有効性は，新規乳房内感染率または臨床型乳房炎の発生率の減少によって測定される。搾乳後の乳頭に効果的な消毒剤製品を用いることは伝染性乳房炎原因菌に対して約50％の有効性があることを多くの研究が示している。米国では，消毒剤は乳頭スプレーよりも乳頭ディッピング剤としてより一般的に用いられている。また，乳頭消毒剤は安全性と有効性を確保するために，アメリカ食品医薬品局（FDA）によって法律の対象となる店頭販売薬として規制されている。FDAは，販売に際して乳頭消毒剤の効力要件に関する要求は厳密に実施していない。したがって，乳頭消毒剤の有効性

> 乳頭消毒剤の
> 有効性は，
> 新規乳房内感染率
> または
> 臨床型乳房炎の
> 発生率の減少に
> よって測定される

9章　乳房炎の防除方法

試験は任意である。ヨーロッパでは，ほとんどの製品が欧州医薬品庁（EMEA）によって規制されている。ディッピング製品またはスプレー製品も同様に適用される。多くの製品は全米乳房炎協議会（NMC）によって開発されたプロトコルに従って，実験的または自然曝露条件下，またはその両方で評価されている。これらのプロトコルは随時改善されており，統計的方法も進化している。評価される製品は最新バージョンの試験方法のみによるべきである。しかし，多くの製品は試験されておらず，その有効性と安全性は不明である。酪農家には，効果的かつ安全であることが示されている乳頭消毒剤製品のみを使用することが奨励されている。

搾乳後の乳頭消毒剤の有効性が知られているにもかかわらず，これらの製品の使用と危険性が関連することがある。いくつかの製品は乳頭の皮膚や搾乳作業者の皮膚，またはその両方を刺激することがある。搾乳作業者はこの可能性を認識し，結果が重度になる前に刺激性製品の使用を中止するべきである。寒い季節には，消毒によって乳頭の皮膚が荒れる傾向があり，非常に寒い環境に曝された乳頭は，濡れた状態では凍傷になりやすくなる。このような条件下では，凍傷の可能性を回避しつつ乳頭ディッピングの利点を得るため，ディッピングした乳頭が冷たくなる前にペーパータオルで乾燥させるべきである。

乳頭に消毒剤を噴霧する様々な方法が進化した。スプレーは世界中の多くの地域で普及している。スピードと利便性はディッピングに比べてスプレーの大きな利点である。スプレーはディッピングより即効性があるが，乳頭の被覆率はディッピングのように徹底的ではなく，約2倍もの乳頭消毒剤が使用される。自動噴霧器は，乳頭殺菌方法としておそらく最も問題があり，高価で，最も効果に乏しい。ロータリー式搾乳システムでティートカップ除去後，乳頭がロボットアームによって噴霧またはディッピングされる新しいシステムは，ほかのシステムで経験した多くの問題を回避することができる。乳頭の消毒方法にかかわらず，消毒範囲はライナーと接触した皮膚と最も荒れやすいその上部を含む乳頭全体を含めるべきである。

一部の酪農家は，ディッパーを介して牛から牛に細菌を広げる可能性を減らすために乳頭スプレーを選択する。製品が効果的な殺菌剤であり，ディッパーが著しく汚染されていなければ，搾乳中の乳房炎原因微生物による汚染は非常に起こりにくい。消毒剤が次の搾乳までディッパーに残っていると，消毒剤の汚染がより起こりやすくなる。搾乳終了時にディッパーに残った消毒剤は容器に戻さず，捨てるべきである。ディッパーは，次の搾乳までに空にして洗い，風乾させるべきである。スプレー消毒剤の容器は汚染されることはないが，搾乳作業者は常に容器が十分に満杯であり，スプレーシステムが常に作動しているのかを警戒しなければならない。これは，搾乳室から離れた場所に設置された自動噴霧器では重大な問題となる。

乾乳期治療

泌乳期の最後の搾乳後，すべての分房へ抗菌剤を乳房内注入することは，一般的に乾乳期治療と呼ばれていて，1960年代に開発され乳房炎防除手法として実証された方法である。乾乳期治療は乾乳時に存在する感染除去によって分娩時の感染率を低下させることができる。また，乾乳期治療は感染に対して非常に敏感である乾乳初期に，特に環境性連鎖球菌による新規乳房内感染の発生を減少させるのにも有効である。

病原体に対する有効性は，乾乳期治療用製剤の活性および期待される効力範囲，そして活性の持続性によって大きく異なる。持続性を増強するために，異なる抗菌クラスまたは

> 乾乳期治療は，乾乳時に存在する感染防御能を強化させることによって分娩時の感染率を低下させる

61

製剤がつくられている。一部の製品は最大56日間持続可能である。特に持続時間の短い製品による乾乳期治療では，乳房内新規感染に非常に敏感である分娩前の環境性連鎖球菌感染をほとんど制御できない。また，抗菌成分がグラム陰性菌に対して最小限の活性しか有していないので，Coliformの感染は乾乳期治療によって制御することができない。

泌乳期最後の搾乳後に，すべての牛の全分房を乾乳期治療によって治療することが推奨される。この手法は一律的アプローチとして知られており，すべての分房に治療が行きわたるという利点がある。また，新規感染予防に最も効果的であり，どの分房を治療すべきかを決定するための検査やスクリーニングの手順を必要としない。なお，乳房内注入治療の際は注意が必要である。乳房への抗菌剤の注入を適切に行わないと，すでに存在している微生物よりもさらに危険な微生物を乳房内に侵入させてしまう可能性がある。

全頭全分房の乾乳期治療，つまり，未感染牛への予防的治療に対しては，著しい政治的反対が存在する。未感染牛を特定する正確で経済的な方法が適用できるのであれば，乾乳時に感染している牛，感染の記録がある牛または泌乳期間中の感染が強く疑われる牛のみを治療する選択的乾乳期治療も有用である。

乾乳時における抗菌剤の乳房内注入の代替法は，各乳頭内に不活性な内部乳頭シーラントを注入することである。高密度の塩である次硝酸ビスマスは，何週間も乳頭管内にとどまり，物理的障壁によって乳頭からの細菌侵入を制限する。内部乳頭シーラントの使用は，新規感染の制限において非常に有効であることが判明しているが，治療上の価値はない。内部乳頭シーラントは，感染していない牛の乾乳期治療に対する明白な代替品である。さらに，乳頭シーラントは何週間も持続し，乾乳期治療が有効性を失った後も長く有効である。乾乳期治療後の内部乳頭シーラントの併用は成功している。

隔離

伝染性乳房炎原因菌の伝播を制限する潜在的に有用な手段は，感染牛を隔離または分離し，ほかのすべての群の後に搾乳することである。感染牛を搾乳した後に健康牛を搾乳する場合は，健康牛を搾乳する前にユニットを消毒する。感染牛は乳汁の細菌学的検査によってのみ正確に摘発することができるので，このような手順はしばしば実用的ではない。また，良好な衛生管理が採用されている場合，牛の隔離はそれほど重要ではない。一方，*Mycoplasma* spp. や *S. aureus* のような特定の伝染性乳房炎原因菌による感染の制御には，感染の同定およびその後の感染牛の隔離は防除プログラムの重要な部分となり得る。

特に，ほかの群で搾乳されていた牛の新たな牛群への追加は，伝染性乳房炎原因菌の潜在的な発生源とみなされ，その牛らの健康状態が決定されるまで牛群から分離するべきである。もし牛を購入しなければならない場合，未経産牛の方が搾乳中の牛よりも伝染性乳房炎原因菌の供給源となる可能性は低い。導入されたすべての牛は，群の一部として搾乳される前に，細菌学的に乳汁を検査すべきである。感染していることが示された牛はすべて，群に追加する前に適切に治療または管理するべきである。

場所，牛舎，敷料

放牧または舎飼いという牛の置かれる環境は，牛が曝露される細菌の種類や曝露強度に影響する。環境条件，特に季節や天候も病原体の曝露に大きな影響を与える。

周年放牧されている牛は，特に冬と早春に環境性連鎖球菌に曝露される可能性が高い。これらの季節は季節搾乳の分娩期にあたり，連鎖球菌はこの期間中の大部分の臨床型と潜在性乳房炎の原因となる。周年放牧されている牛では，多量の高でんぷん飼料

> 舎飼いか放牧か
> という牛の
> 置かれる環境は，
> 牛が曝露される
> 細菌の種類と
> 強度に影響する

が与えられない限りColiform乳房炎はまれである。高でんぷん飼料は糞量を増加させて環境を汚染し，乳頭への曝露を増加させる。

乳房に感染する可能性のある環境性乳房炎原因菌の主要な供給源は敷料である。敷料に含まれる細菌の数は，汚染の程度，敷料に含まれる栄養分の利用性，利用可能な水分含量や温度によって変動する。細かく切り刻んだ有機物よりも，砂や粉砕された石灰石などの低水分の無機物が好ましい。一般に，より乾燥した敷料は乳房炎を引き起こす病原体が少ないことと関連している。温暖な気温は病原体の成長を助長し，低温は細菌の生育を低下させる傾向がある。湿気や湿度の高い状態は環境性乳房炎原因菌への曝露を増加させる。同様に，気温の上昇は問題を悪化させる。

オガクズ，削り屑，戻し堆肥，消化固形物，飼料用トウモロコシ，ピーナッツ殻や細断されたワラなどの有機性の敷料は，しばしばきわめて多数のColiformおよび環境性連鎖球菌を含んでいる。有機性の敷料を1種類のみ使用することはほとんど利点が得られない。これらの敷料のなかでは，麦桿は連鎖球菌の数が多い傾向があり，オガクズおよび戻し堆肥は比較的Coliformの数が多い。オガクズまたは戻し堆肥のいずれかを使用する場合は，高温多湿の天候で*Klebsiella* spp.による乳房炎のリスクが高いことに注意が必要である。暖かく湿った季節には，戻し堆肥またはオガクズ，あるいはその両方以外の敷料を使用することが一般的に推奨される。乾燥オガクズは，乳房炎原因菌の増殖を防ぐために清潔で乾燥していれば，敷料として許容される。

化学消毒剤または石灰の適用によって有機物敷料中の細菌数を低く維持することもできるが，望ましい結果を達成するには毎日の適用が必要とされるため，一般的に実用的ではない。しかしながらストー

ルの手前1/3にあるオガクズを毎日交換することで，乳頭のColiformへの曝露が減少する。ボックスストールと自由通路は，定期的に基礎基盤まで掃除されるべきである。堆肥パックは，一般的に分娩房にいる成牛や子牛にとって危険な病原体が多数含まれているため，避けるべきである。

清潔で乾燥した環境が提供されるべきなのは搾乳牛に限ったことではない。乾乳牛エリアと分娩施設も同様に管理すべきである。乾乳牛エリアは排水を十分にし，余分なふん便があってはならない。乾乳期や分娩時に牛を放牧する際は，草がない区域へのアクセスは制限されるべきである。木の下や通路の泥濘地帯は，フリーストールにいる時に匹敵するほどの病原体レベルに牛を曝露する可能性がある。

細菌への曝露を減らすためのその他の方法は，(1)過密を避け，(2)低湿度を維持して熱を放散するのに十分な換気を提供し，(3)ふん尿の蓄積ができるだけない環境を維持し，(4)牛を泥濘な区画，日陰の湿地，ぬかるんだ凹み，湿地帯，水たまりへ行かせないようにすることである。

栄養

不十分な栄養状態が長期的に続くと，乳房炎およびほかの感染症に罹りやすくなる。乳房炎は，食物のエネルギーとタンパク質の供給が十分であっても，微量栄養素の影響を最も受ける。ビタミンやミネラルの欠乏は乳牛の乳房炎に対する感受性を高める（図9.3）。ビタミンA，ビタミンE，β-カロテン，銅，亜鉛，セレンなどの必須微量栄養素は，乳房炎に対する抵抗力に影響することが示されている。これらの微量栄養素が明白に欠乏することはまれだが，多くの酪農家では日常的にわずかながら欠乏している。経産牛や未経産牛は，乾乳期や周産期に十分な量の微量栄養素を確保するように特別な注意を払うべきである。

セレンおよび銅の栄養補給の必要性は，飼料中のこれらの要素の利用率に依存する。しばしば土壌は

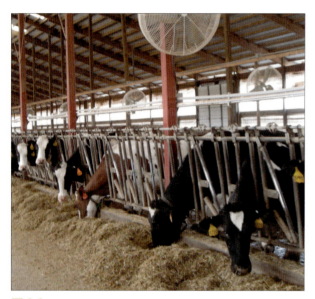

図 9.3
栄養状態は乳房炎への感受性または抵抗力に影響するかもしれない。

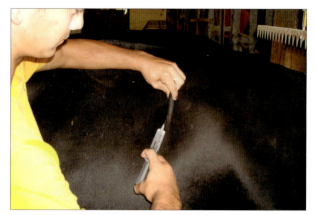

図 9.4
ワクチネーションは乳房炎原因微生物の抗体を刺激する。

セレン欠乏であり，その結果としてこれらの土壌でつくられた飼料中のセレンも不足する。乾乳牛と泌乳牛のセレンの推奨される給与飼料中の必要量は 0.3 ppm（0.3 mg / kg DM）である。乳牛の給与飼料中の銅要求量はいくつかの要因の影響を受けるが，最も重要なのは銅代謝を妨げる飼料中のモリブデン含量である。通常，銅を 12〜20 ppm（12〜20 mg / kg DM）含む飼料摂取は，乳牛の適切な免疫機能を維持するのに十分である。

乳牛の飼料で，乾草はビタミン A，ビタミン E，β-カロテンの主要な供給源だが，飼料の加工と貯蔵によって，飼料中のこれらの栄養素の濃度は低下する。牛群の完全舎飼い（放牧なし）は，貯蔵された飼料の給与を増加させ，臨床的にこれら重要な栄養素の欠乏をもたらす可能性がある。貯蔵乾草を給餌されている牛には，乾草の質や乾物摂取量にもよるが，乾乳牛では 1,000 国際単位（IU）/ 日，泌乳牛では 500 IU/ 日でビタミン E を補充する必要があるかもしれない。7 万〜10 万 IU/ 日のビタミン A の飼料摂取量は乳牛の免疫能の維持に最適と思われる。β-カロテンの日常的な補充は現在推奨されていないが，分娩数週間前の β-カロテン 300〜600 mg/ 日の補給は，貯蔵乾草を給餌されている牛にとって有益な場合がある。

乾乳期前後の栄養のほかの側面もまた，乳房炎の感受性または抵抗力に影響し得る。新規乳房内感染は乾乳直後に起こるが，乳房退縮が完了した場合にはあまり発生しない。泌乳期の最後の週に飼料を減らすことによって，乳房退縮を早めることができる。乾乳期間中の不適切な栄養は，乳熱（低カルシウム血症）およびグラステタニー（低マグネシウム血症）などの代謝性疾患の発生率を増加させる可能性がある。これらの病気は，正しい搾乳と乳頭の衛生を不可能にし，それによって牛が乳房炎に罹患する可能性を高める。

飼料給与方法もまた乳房炎に影響を及ぼし得る。乳頭管は搾乳後しばらく開いたままであり，特に不適切または機能不全の搾乳システムは細菌の侵入を容易にする。搾乳後に新鮮な飼料を給与することは牛を立ったままにさせ，乳頭への環境性乳房炎原因菌の曝露の機会を減らすかもしれない。

> 不十分な栄養による長期的な影響は乳房炎やその他の感染症の潜在的要因である

ワクチネーション

　ワクチン接種の目的は，原因微生物に対する抗体を刺激することである（**図9.4**）。これらの抗体は新たな感染を予防し，既存の感染症を治癒または重篤度を低下させる。ワクチン接種は，特定の病原体または病原体グループに対する免疫の強化をもたらす。しかしながら，乳房炎を引き起こすほとんどの細菌種は，免疫学的に異なる多くの菌株を含む。乳房炎に対するワクチン接種の問題は，乳房炎を引き起こし得る多くの異なる細菌種が存在するためさらに困難である。

　Coliform 乳房炎に対するワクチン接種の障害のいくつかは，大腸菌 J5 ワクチンなどのようなラフ変異体により牛を免疫することによって克服されている。大腸菌 J5 株は，この変異株だけでなくグラム陰性菌のほかの株にも牛の免疫を増強させるユニークな抗原性を有する天然の構造変異細菌株である。乾乳期および分娩時に大腸菌 J5 ワクチンを接種すると，主に泌乳初期の Coliform 乳房炎の重症度が低下する。大腸菌 J5 ワクチンの使用は，分娩時の新たな感染の発生率は低下させないが，臨床症状を示す乳房内感染の割合を低下させる。環境性連鎖球菌または *S. aureus* に対して有効なワクチンは実証されていない。

乳房炎の治療

10章

動物の健康と福祉，畜産物の安全性の向上が乳房炎治療の目的である。乳房炎の治療における抗菌剤治療の目標には次のものが含まれる。(1)正常な乳量と乳質への回復，(2)重度の症例で死亡を防ぐ，(3)感染性微生物の除去，(4)乾乳期の新規感染予防，(5)乳や肉への抗菌性物質残留防止。乳房炎防除プログラムの実施においては，抗菌剤やほかの薬物の慎重使用に基づくプロトコルや乳房炎治療の良好な記録保持によって，これらの目標が確実に達成されるようになるだろう。

治療の考え方

乳房炎を治療するための抗菌剤およびほかの薬物の使用は，通常，動物の健康，畜産物の安全性およびヒトの食物に使用される生乳および肉への混入の防止を保証する規制当局の管理下にある。乳房炎治療に利用可能な動物用医薬品や，獣医師がそれらの処方および管理にどの程度関与するかは，国や地域によって大きく異なる。したがって，酪農家と獣医師は，国や地域ごとに適用される規制ガイドラインと法律を理解し，それに従う責任がある。

治療戦略をデザインする

治療戦略を練るにあたって，個体と牛群それぞれの原因微生物の問題について知ることは有用である。原因微生物は個体ごと牛群ごとに異なり，時間とともに変化する可能性がある。これらの原因微生物のモニタリングは，バルク乳，分娩直後の牛や高体細胞数の牛，臨床型乳房炎を発症した牛など，日常的な微生物培養によって達成される。このモニタリングは，乳房炎治療の方向性を示唆するだろう。培養結果に加えて，乳房炎原因微生物の薬剤感受性試験が，特定の農場の治療プロトコルを設計する獣医師の出発点として使用することができる。薬剤感受性試験は乳房炎原因微生物の治療において臨床転帰との相関が低いが，その治療反応結果は当該農場での治療プロトコルの設計において有益である。

治療プロトコルは，診断方法と限定された治療計画を組み合わせたフローチャートで示される。農場特異的な治療プロトコルの例を**図 10.1** に示す。この実施例では，オンファームカルチャーによってサンプル採集から 24 時間以内に臨床型乳房炎症例の病原体の診断を行っている。

> 原因微生物は
> 牛や農場ごとに
> 異なり，
> 時間とともに
> 変化するだろう

正確な乳房炎治療記録を維持することは，どの治療戦略においても不可欠である（**表10.1**）。コンピュータ化された記録システムは，治療データの記録の助けになるだろう。

乳房内治療手順

治療分房の乳頭は清潔で乾燥していなければならない。各乳頭の先端は，アルコール綿で丁寧に清拭すべきである。それぞれの乳頭に別々のアルコール綿を使用する必要がある。2つ以上の分房に注入する場合，作業者から遠い乳頭を最初に消毒し，続いて近くの乳頭を消毒して薬液を注入し，最後に遠方側の乳頭に注入しなければならない。

治療薬の注入中は，注入薬は先端部（約 1/8 イン

10 章　乳房炎の治療

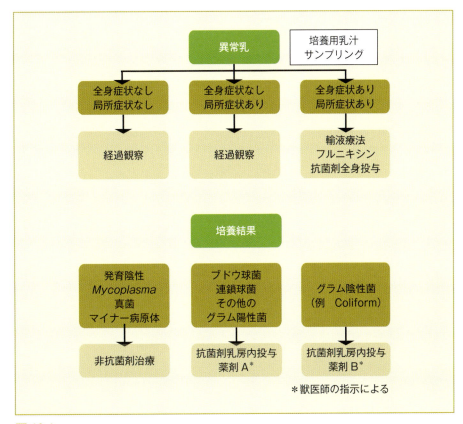

図 10.1
農場特異的な治療プロトコルの例。

表 10.1　重要なよい習慣：乳房炎治療記録

必要な基本データ
(1) 個体情報
(2) 感染分房
(3) 乳房炎発症日
(4) 産次
(5) 分娩日
(6) 乳房炎原因微生物
(7) 治療に用いた名称，用量，投与経路および治療期間
(8) それぞれの薬物を投与した人の名前
(9) 搾乳群へ復帰した日にちと乳廃棄した時間
(10) 淘汰された日にちと乳廃棄した時間
(11) 直近の乳生産レベル

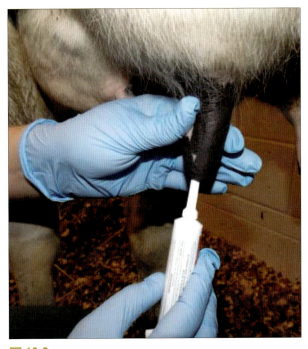

図 10.2
治療では注入薬は先端部のみ乳頭口から挿入するべきである。

チまたは 3.5 mm）のみ乳頭に挿入するべきである（図 10.2）。入れすぎると乳頭管のケラチンを損傷させる可能性があるので，注入薬を乳頭管に完全に挿入すべきではない。薬液注入後の乳頭は殺菌性のディッピング液に浸すべきである。市販されている使い捨てのカニューレ付きの滅菌注入器を使用すべきである。注入前に乳頭清拭と消毒に特別な注意を

67

払わなければ，乳頭端の微生物を乳房内に押し込んでしまう可能性がある。治療前の乳頭の不適切な消毒は，治療を意図した乳房炎よりも重度の感染症をもたらす可能性がある。

処理中は常に使い捨て手袋を着用する必要があり，次の動物の治療を行う場合は手を消毒すべきである。

潜在性乳房炎

潜在性乳房炎（1章の定義）は農場でよくみられる乳房炎ではあるが，臨床症状が伴わないため発見されにくい。この病態が乳腺組織の破壊や牛の生命を奪うような急激なリスクとなることはめったにない。連鎖球菌やブドウ球菌が最も潜在性乳房炎と関連している。

一般に，潜在性乳房炎は農場の次善な管理と関連している。考慮すべき重要な管理エリアは，ストール衛生，ミルキングパーラー衛生，搾乳手順である。潜在性乳房炎の治療計画を立てる前に，まず不適切な管理手順を修正することが，新規感染のリスクを減らすことには不可欠である。

いくつかの酪農家および獣医師は，高い乳中体細胞数のみに基づいて泌乳牛の非特異的な抗菌剤治療を実施している。非感染牛と感染牛では体細胞数の分布が類似しているため，これは健全な獣医療行為とは言えない。適切な微生物学的診断に基づいて，潜在性乳房炎の治療を開始するべきである。泌乳中の潜在性乳房炎の抗菌剤治療は，限られた条件下で費用効果があるかもしれない。これらの条件には，原因微生物の種類，感染の持続時間，および前治療歴が含まれる。治療薬の使用と同様に，潜在性乳房炎の治療後の生乳および肉中への抗菌性物質残留を予防す

> 一般に，
> 潜在性乳房炎は
> 農場の次善の管理
> と関連している

るためのプロトコルが必要である。

治療牛の選択は，原因微生物および牛の生体要因に依存する治癒の可能性によって決定される。1分房のみの感染で100万個/mL未満の体細胞数であり，少なくとも3カ月未満しか体細胞数が上昇していない若い牛は，これらの特徴を欠く動物と比較して治癒する可能性がより高いと考えられる。また，より長期間の治療，いわゆる「延長加療法」は，治癒の確率が高くなる可能性がある。長期にわたる治療は獣医師の厳格な指導の下でのみ行うことができるが，乳頭管を介して抗菌剤を投与する行為は，さらなる乳房炎引き起こす病原体が追加的に侵入するリスクを増大させる。

臨床型乳房炎

抗菌剤治療

多くの臨床型乳房炎の場合，動物の健康と福祉を考慮して，培養検査と薬剤感受性試験の結果を得る前に獣医療行為がしばしば実施される。したがって，臨床型乳房炎症例の初期治療法の選択は，過去の培養結果や薬剤感受性試験結果，感染の重篤度，および農場での同様の症例の治療の成功記録に基づいて行われるべきである。このアプローチは，高度な計画，治療計画の規律ある実施，正確な治療記録を必要とする。治療の決定が下された場合，治療による食品安全性への影響，たとえば生乳および肉の抗菌性物質残留などを考慮する必要がある。

オンファームカルチャーや実験室での迅速な培養法など，いくつかの方法が開発されている。これらの方法を用いて，初期臨床徴候の発症から24時間以内に培養データを入手することができる。臨

> 治療される
> 動物の選択は，
> 原因微生物および
> 牛の生体要因に
> 依存する治癒の
> 可能性によって
> 決定される

床型乳房炎の治療は，原因菌を知ることによってはじまる。

　臨床型乳房炎のほかの治療と同様に，抗菌剤治療は臨床症状の重症度を軽減し，おそらく感染を排除するのに有用である。しかし，牛群の乳房炎有病率を低下させるためには，有効な乳房炎防除プログラムを伴わなければならず，抗菌剤治療のみではそれは叶わないことを理解すべきである。臨床型乳房炎の治療だけでは牛群の乳房炎の有病率を低下させることはできないことを理解しなければならない。

　軽度の臨床型 Coliform 乳房炎または原因菌が同定されない臨床型乳房炎（培養陰性）は，治療なしに治癒することもある。乳房炎治療に対するこのアプローチは，環境性連鎖球菌，*Streptococcus agalactiae*，または *Staphylococcus aureus* には健全な戦略ではないかもしれない。これらの原因菌に対しては，牛の乳房炎履歴によって乳房内の抗菌剤治療が指示されるだろう。

　発熱や食欲不振などを呈する重度の乳房炎では，抗菌剤の全身投与が適応される場合がある（**図10.3**）。全身性 Coliform 乳房炎の乳牛は，高い割合で血流中の細菌によって引き起こされる敗血症を呈するため，抗菌剤の全身投与によって治療された場合に生存する可能性がより高くなるようである。

　潜在性乳房炎と同様に，延長加療法は治癒の可能性を高めるかもしれない。長期にわたる治療は，獣医師の厳格な指導の下でのみ行うべきである。

　臨床的および微生物学的治癒率の慎重なモニタリングおよび文書化は，獣医学的および経済的な治療判断をするうえで非常に重要である。疾病と治療の慎重な記録は，生乳や肉への抗菌性物質残留を防ぐためにも重要である。農場でのコンピュータ化された管理システムは，すべての抗菌剤治療の正確な記録を助けるだろう。

　抗菌剤治療は，再発する臨床例において疑問の余地があり，これらの感染症を治療するための繰り返しの試みは，治療上の利益をもたらさない可能性が高い。報告によると，臨床型乳房炎に起因する乳損失は，わずか30％が乳量の減少によるものであっ

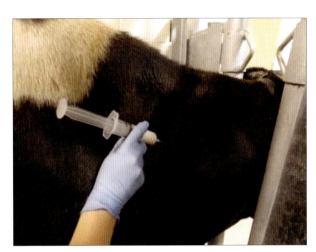

図10.3
乳房炎が重篤な場合には抗菌剤による全身治療が適応される。

たのに対し，70％が治療中または治療後の乳廃棄だったことが示唆されている。

看護と支持療法

　良好な看護と入院ペンの管理は，臨床型乳房炎牛の治療を成功させる重要な要因である。十分に換気された環境で，清潔で乾燥した敷料が望ましい。牛の回復状況を評価するために，毎日の乳量，乳性状，水と飼料の摂取量のモニタリングと記録をすべきである。たとえば，極端な温度環境の場合，より深刻な症例は望ましくないストレスをさらに経験するだろう。

　臨床的にショックを呈する牛は，抗菌剤治療を超えさらなる支持療法を必要とする。電解質療法，抗炎症剤またはほかの支持療法などは有用だが，獣医師の助言の下で実施されるべきである。一部の牛は，病気の経過中に低カルシウム血症になることがある。血液生化学検査によりカルシウムの低値が確認されれば，カルシウムの注意深い投与が行われるだろう。

> 良好な看護と入院ペン管理は，臨床型乳房炎牛の回復を成功させる重要な要因である

抗炎症剤の使用

臨床型乳房炎は感染に起因する炎症に応答して起こる。炎症の徴候には熱感，腫脹，乳組成の変化および牛の態度および行動の変化が含まれる。研究により，軽度の臨床型乳房炎でさえ疼痛反応が生じることが実証されている。臨床型乳房炎は短期的な臨床経過だけでなく，長期的にも疼痛閾値が低下するという福祉問題であることが報告されている。

多くの国で，鎮痛のためには一般に非ステロイド系抗炎症剤が投与されている。非ステロイド系抗炎症剤には幅広いデータがあり，いくつかは乳房炎治療において規制当局の承認を得ている。乳房炎の治療における鎮痛剤の使用に関する決定は，獣医師と協議して行われるべきであり，乳房炎と疼痛に関連する生理学的および行動的パラメータのモニタリングによって支援され得るだろう。

乾乳期治療

乾乳期治療の基本原則は，(1)乾乳時に存在する潜在性感染を排除するためにすべての分房を治療すること，および(2)乾乳期中の新たな感染を予防することの2つである。

乾乳期治療は，乾乳時の伝染性乳房炎原因菌の菌数の低減と，乾乳初期の環境性連鎖球菌の新規感染予防に重要な管理ツールであり続けている（図10.4）。乾乳期間中のColiformの新規感染率は，一般的に乾乳期治療には影響されない（9章）。

個体治療後の抗菌性物質残留試験

多くの研究で，個々の動物サンプルに使用した場合の抗菌性物質残留試験の性能が低いことが報告されている。大部分の研究は偽陽性の試験結果に関する問題を報告し，少なくとも1つが偽陰性の試験結果を報告している。これらの分析結果は，個々の動

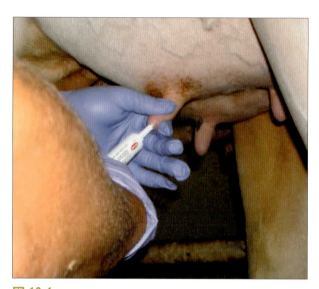

図10.4
乾乳期治療は存在している感染の治療と新規感染の予防のために用いられる。

物の治療後の抗菌性物質残留時間を決定するために使用することはできない。

肉の抗菌性物質残留や注射部位での副反応，結果として死亡した場合に対する非難などは，マネジメントと品質管理の問題である。これらの問題は，酪農場で獣医師が定めた薬物使用プロトコルを厳守して解決しなければならない。

製造業者が指示している薬物使用方法と休薬期間に従うことによって，生乳と肉への残留は避けることができる。薬物の適応外使用は，獣医師－酪農家－患畜の良好な関係の下で，獣医師よって処方された時にのみ実施することができる。獣医師は食品中への抗菌性物質残留を防ぐために，肉および生乳の出荷制限期間を十分にとらなければならない。

治療の評価と治療の失敗

抗菌剤の臨床効果は定量化するのが難しい場合がある。乳房炎治療の反応は牛や牛群ごとに大きな差がある。この差は，原因微生物のタイプ，乳腺における感染部位，乳腺腫脹の重篤度，感染の持続時間，および選択された治療法に起因する。牛の臨床

的治癒は，搾乳群への復帰と生存によって評価することができる。細菌学的治癒は，治療プロトコルの完了後，感染していた分房の培養を繰り返して評価する。しかし，ほとんどの酪農場ではこれは非現実的である。たとえば，牛が搾乳群に戻った直後に，少なくとも2回低体細胞数スコア（20万個/mL未満またはリニアスコア4）であった場合など，治癒は低体細胞数への復帰に基づいて判断される。治療の慎重な評価は，管理者と獣医師にとって酪農場での治療プロトコルの選択や調整の際に指標になり得る。

　乳房炎治療の失敗は，正常な乳生産へ復帰できないこと，臨床症状の再発または進行，淘汰または死と定義することができる。治療の失敗の理由には，不正確な診断，不適切な薬物選択，不適切な投与量または治療期間，感染部位での有効な薬物濃度の欠如，および原因微生物の病原性などがある。

用語集

■あ行

ウォールオフ（Walling-off）　乳房内の微生物が瘢痕組織に取り囲まれて薬物とアクセスできない状態。

疫学（Epidemiology）　牛群における乳房炎の発生率や罹患率を決定する様々な要因に関する学問。

炎症（Inflammation）　生体が侵入してきた微生物を排除または中和することによって損傷組織の修復を試みている状態。

エンテロトキシン（Enterotoxin）　*Staphylococcus aureus* などの細菌によって生成される毒素。ヒトが摂取した場合，消化器系疾患が引き起こされる。

エンドトキシン（Endotoxin）　内毒素を参照。

オキシトシン（Oxytocin）　脳下垂体後葉で産生されるホルモン。射乳を引き起こす。

オプソニン（Opsonins）　白血球による微生物の貪食を促進するタンパク質。

■か行

夏季乳房炎（Summer mastitis）　通常，*Trueperella pyogenes* および *Peptococcus indolicus* などによって引き起こされる乳房炎。

角質増殖症（Hyperkeratosis）　皮膚外層の肥厚を特徴とする状態。

カゼイン（Casein）　乳汁に含まれる最も含量の多いタンパク質。

仮足（Pseudopodia）　白血球の指のような突起。細菌の飲み込みを助ける。

環境性乳房炎原因菌（Environmental microorganisms）　環境中に生息しており，乳房や乳頭に接触して乳房炎を引き起こす細菌。

感染（Infection）　乳房内に微生物が侵入すること。

乾乳（Drying off）　泌乳期が終了して（あるいは終了させて），非泌乳期（乾乳期）に移行する過程。

急性乳房炎（Acute mastitis）　突然の発症，発赤，腫脹，硬結，痛み，異常乳汁および乳汁産生量の減少を特徴とする乳房炎の総称。

菌血症（Bacteremia）　血流中に細菌が存在している状態。

筋上皮細胞（Myoepithelial cells）　乳腺胞を取り囲み，オキシトシンに反応して収縮し，乳汁の排出中に乳腺胞から乳汁を圧搾する伸縮自在な平滑筋細胞。

クラスター（Cluster）　搾乳ユニット。ティートカップシェル，ティートカップライナー，ショートミルクチューブ，ショートパルスチューブ，ロングミルクチューブ，ロングパルスチューブ，ミルククローなどのアッセンブリ（パーツ）がある。

血清アルブミン（Serum albumin）　炎症の際に乳腺内に漏出する血液タンパク質。

ケラチン（Keratin）　乳頭管内側を覆う細胞によって産生されるワックス状物質。搾乳と搾乳の間や泌乳期以外の間に栓として働き，微生物の乳頭内侵入を防ぐ役割を果たす。

嫌気性細菌（Anaerobic bacteria）　酸素がない状態で増殖する細菌。

抗体（Antibodies）　牛の免疫反応によって合成されるタンパク質。微生物などの異物を排除する役割がある。

好中球（Neutrophil）　乳中の微生物を捕食して破壊する白血球の一種。炎症を起こすと増加する主要な細胞。

合乳（Composite milk）　4つの分房から産生される乳汁を混合したもの。

■さ行

サイトカイン（Cytokine）　白血球の免疫応答によって産生されるタンパク質の総称。ほかの白血球の抗菌活性などを調節する役割を持つ。

搾乳真空度（Milking vacuum）　ライナーが開いている時に乳頭が曝される真空度。

搾乳ユニット（Milking unit）　クラスターを参照。

自然治癒（Spontaneous recovery）　抗菌剤やほかの薬剤にたよらずに乳房感染から自力で治癒すること。

主要組織適合性遺伝子複合体（Major histocompatibility complex）　細胞間の情報伝達物質に関与する染色体の遺伝的領域。MHC と略される。

食菌作用（Phagocytosis）　白血球が微生物を飲み込むプロセス。

真空ポンプ（Vacuum pump）　搾乳機器内に真空を供給するための空気を除去するポンプ。

ストリッピング（Strippings）　乳房内に残された乳を搾ること。

線維化（Fibrosis）　感染組織領域が線維性結合組織または瘢痕組織と置換された状態。

潜在性乳房炎（Subclinical mastitis）　局所および全身の臨床症状のない乳房炎。視覚的には診断できないが最大の経済的損失を引き起こす。

■た行

体細胞（Somatic cells）　主に炎症中に乳房内に移動した白血球で，乳産生組織由来の上皮細胞をごく一部含む。

退縮（Involution）　乳腺組織が乾乳後に乳汁の非産生状態に戻る過程。

多形核好中球（Polymorphonuclear neutrophilic leukocyte）　細菌を飲み込んで殺す白血球の一種。PMN と略される。

低酸素症（Hypoxia）　全身あるいは身体のある領域において適切な酸素供給が行われていない状態。

伝染性乳房炎原因菌（Contagious microorganisms）　主に感染乳汁を介して搾乳作業などによって牛から牛へと感染を広げる細菌。

毒素（Toxin）　微生物によって産生される細胞毒。

毒素性敗血症（Toxemia）　毒素や毒物が血流に入ることによって疾病が引き起こされた状態。

ドロップレッツ現象（Droplet impact）　ライナースリップなどによりミルククロー内の乳汁が乳頭先端に向かって勢いよく逆流する現象。ほかの牛の分房に対して新規感染症を引き起こす可能性を持つ。

■な行

内毒素（Endotoxin）　エンドトキシン。牛に全身性の反応（発熱，下痢，食欲不振など）を引き起こすグラム陰性菌によって産生される毒素。

乳腺上皮細胞（Secretory epithelial cells）　乳を合成し分泌する乳房内の細胞。

乳腺胞（Alveolus）　顕微鏡下で見える微細な乳産生組織の最小単位。乳腺上皮細胞（乳を生産する細胞）が球形（嚢状）になっている。

乳糖（Lactose）　乳汁中に含まれる主な糖分。

乳頭管（Teat canal）　乳房から乳汁が流れる通路。搾乳と搾乳の間に強く閉じていられるように括約筋で囲まれている。

乳房炎（Mastitis）　乳房の炎症。最も一般的には感染微生物によって引き起こされる。

乳房炎発生率（Incidence of mastitis）　乳房炎の発生する割合（症例数 / 頭数 / 時間）。

乳房の浮腫（Edema of the udder）　皮膚の下に水分が溜まることによる乳房または乳頭部の腫れ。

乳房炎の有病率（Prevalence（of mastitis））　ある時点で感染している牛または分房の割合。

■は行

拍動数（Pulsation rate）　1 分あたりの脈動サイクル数。

拍動比（Pulsation ratio）　パルセーターが真空をつくりライナーが開く時間（搾乳期）と，大気圧でライナーがつぶれている時間（休止期）との比。

バックフラッシュ（Backflushing）　牛と牛の搾乳作業の間にティートカップライナーを自動で消毒するシステム。

白血球（Leukocyte）　リンパ球，顆粒球，単球の総称。

パルセーションチャンバー（Palsation chanber）　ライナーとシェルの間隙。

パルセーター（Pulsator）　ライナーとシェルの間の真空（圧力）を変化させる装置で，ライナーを開閉させることによって搾乳と乳頭のマッサージを行う。

瘢痕組織（Scar tissue）　感染後に乳房内に蓄積した線維化組織が恒久的に乳汁産生組織から置換されたもの。薬物の感染部位到達を妨害する。

非細菌性乳房炎（Nonbacterial mastitis）　乳サンプルから原因微生物を分離できない乳房炎の一種。

泌乳生理メカニズム（Milk Let-down mechanism）　乳頭刺激の後，オキシトシンの作用によって，乳汁が乳腺組織から産生される過程。

微生物（Microorganism）　顕微鏡でしか見ることができない小さな単細胞または多細胞生物。

皮膚軟化剤（Emollient）　皮膚を柔らかくする軟化剤。

病原体（Pathogen）　病気を引き起こす微生物。

浮遊電圧（Stray voltage）　農場の内外に由来する搾乳機器のわずかな電流。牛の反応を引き起こすことがある。

プラスミン（Plasmin）　ミルクカゼインと同様にフィブリン塊を分解する酵素。

補体（Complement）　乳汁に含まれている細菌の成長を抑制する抗菌性タンパクの一種。

■ま行

前搾り（Forestrip）　泌乳刺激や異常乳の観察や乳頭管の洗い流しを目的として，搾乳前に乳汁を最初数回搾り出す過程。

前搾り乳（Foremilk）　搾乳前に乳房から搾られる最初の

乳。

マクロファージ（Macrophage）　乳中の微生物を捕食し破壊する白血球の一種。

慢性乳房炎（Chronic mastitis）　長期間にわたる瘢痕化組織の拡大および乳量減少が続く乳房炎の総称。

ミルクチューブ（Milk tube）　生乳をクローまたはリザーバーからパイプラインまたはバケットに運ぶチューブ。

免疫グロブリン（Immunoglobulin）　抗体を参照。

■ら行

ライナースリップ（Liner slip）　ティートカップが乳頭表面を滑り落ち乳頭周囲に空気が入ることによって，しばしば異常音を伴う状態。不適切なライナーデザイン，クラスター重量，真空圧の変動，そして湿った状態の乳頭からの搾乳によって引き起こされる。

ラクトフェリン（Lactoferrin）　細菌の増殖を抑制する乳汁中に含まれる抗菌タンパク質。

ラクトペルオキシダーゼ，チオシアン酸塩，過酸化水素（Lactoperoxidase/thiocyanate/hydrogen peroxide system）　細菌の増殖を抑制する乳汁中の酵素複合体。

リパーゼ（Lipase）　乳脂肪を分解し，乳汁の酸敗を引き起こす酵素。

臨床型乳房炎（Clinical mastitis）　乳房の外観（触診も含む）あるいは乳汁の異常，全身症状など目に見えて特徴付けられる乳房炎の総称。

リンパ球（Lymphocyte）　乳房内の免疫に関与する白血球の一種。

連鎖球菌（Streptococci）　鎖状に増殖する球形のグラム陽性カタラーゼ陰性球菌。

レンネット（Rennet）　乳中のタンパク質成分（カゼイン）を沈殿（カード形成）させ，液体成分をホエーに分離させる酵素。

ロイコトリエン（Leukotriene）　アラキドン酸代謝産物。白血球中に存在し，炎症反応に関与する。

■英数字

α毒素（Alpha toxin）　*Staphylococcus aureus* が産生する血管狭窄や血液凝固を引き起こす毒素。

Coliform（Coliform(s)）　腸管に由来する桿状のグラム陰性腸内細菌科の菌群。

索引

あ行

ウィスコンシンマスタイティステスト	54〜55
栄養	63〜64
壊疽性乳房炎	32
炎症	9, 29, 52, 70
エンテロトキシン	12
エンドトキシン	33
黄色ブドウ球菌　→ *Staphylococcus aureus*	
オガクズ	41, 63
オキシトシン	25
オプソニン作用	37

か行

夏季乳房炎	23
角質増殖症	46, 49, 50
隔離	62
カゼイン	15〜17
カリフォルニアマスタイティステスト	54〜55
環境性乳房炎原因菌	19〜21, 28, 40〜43, 53, 58, 62〜63
環境性連鎖球菌	20, 40, 61, 62〜63, 69, 70
感染防御	35〜38
乾草	44, 64
乾乳期	20, 22, 28, 37, 58, 63〜64
——乾乳期治療	61〜62, 70
急性乳房炎	22, 33, 35
凝塊（ブツ）	10, 29, 30, 33, 53, 54
筋上皮細胞	25
クラスター	26〜27, 45, 49〜51, 60
グラステタニー	64
クロー内圧	46
経済的損失	11〜12
血清アルブミン	15
ケラチン	26, 35
嫌気性細菌	23
抗菌剤	28, 31, 61
——耐性	13, 22, 23, 28
抗菌剤治療	
——乾乳期治療	61〜62, 70

——乳房内注入	28, 31, 67, 69
——全身投与	69
抗菌性物質残留	12〜13, 17, 68〜70
抗体	35〜37, 64
合乳	14, 55, 56

さ行

細菌数	11, 19, 57
——敷料	20, 41, 63
——乳頭	49, 59, 60
——バルク乳	11, 18, 53〜54
サイトカイン	33, 36
搾乳衛生	58〜61
搾乳機器	26, 45〜51, 60
搾乳ユニット	45, 50
敷料	20〜21, 41〜43, 62〜63
支持療法	69
システム真空度	46〜47
自動噴霧器	61
舎飼い	62, 64
主要組織適合性遺伝子複合体	36
新規感染率	19, 20, 35, 38, 43, 49, 59
甚急性乳房炎	21, 32
真空圧	45, 47, 50
真空度	
——クロー内圧	46
——システム真空度	46〜47
真空ポンプ	45
ストレス	37, 40, 43, 51
砂	42, 63
生体検査	54
石灰	63
セレン	63
線維化	31
潜在性乳房炎	9〜11, 14〜16, 52, 56, 68
全身投与	69
藻類	23

75

た行

体細胞数	9〜11, 14〜17, 33, 38, 55〜56, 68
——高体細胞数	15〜17, 56〜57, 66
——低体細胞数	15, 17, 71
——バルク乳体細胞数	10, 16, 52〜54, 56〜57
代謝性疾患	64
退縮	30〜32, 44, 64
大腸菌　→ *Escherichia coli*	
大腸菌群　→ Coliform	
多形核好中球	14, 29, 33, 35
治療	66〜71
——乾乳期治療	61〜62, 70
——潜在性乳房炎	68
——プロトコル	66
——臨床型乳房炎	68〜70
低酸素症	49
ティートカップライナー	27, 45
ディッピング	43, 59〜61
——ディッピング剤	22, 60
——プレディッピング	28, 59
——ポストディッピング	22, 27, 60〜61
電気伝導度	16, 56
伝染性乳房炎原因菌	18〜19, 40〜41, 52〜53, 58, 60, 62
淘汰	12
毒素性敗血症	33
ドロップレッツ現象	49, 50
貪食作用	29, 35〜37

な行

内毒素	33
内部乳頭シーラント	62
乳質	10, 11, 16〜17, 56
乳生産量	11, 14〜15, 34
乳腺上皮細胞	25, 30〜31
乳腺胞	24〜25, 30, 32〜34
乳糖	15, 25
乳頭管	24〜28, 35, 37, 49, 50
——乳頭管の括約筋	26, 35
乳頭シール剤	60
乳頭消毒剤	60〜61
乳頭スプレー	60
乳房	
——腫脹	10, 29, 53, 54, 70
——退縮	30〜32, 44, 64

——組織構造	24〜26
乳房炎	9
—— Coliform 乳房炎	21, 33, 42, 62, 65, 69
—— *Mycoplasma* 乳房炎	19
——夏季	23
——急性	22, 33, 35
——甚急性	21, 32
——潜在性	9〜11, 14〜16, 52, 56, 68
——発生率	10
——慢性	21, 56
——有病率	10
——臨床型	10〜11, 19〜23, 43, 53, 60, 68〜70
乳房炎原因菌	18〜23
——環境性	19〜21, 28, 40〜43, 53, 58, 62〜63
——伝染性	18〜19, 40〜41, 52〜53, 58, 60, 62
乳房内注入	28, 31, 67, 69
乳熱	64
膿瘍	31〜32

は行

拍動数	47
拍動比	47
バックフラッシュ	50
白血球	14, 29〜32, 35〜39
発生率	10
バルク乳細菌数	11, 18, 53〜54
バルク乳体細胞数	10, 16, 52〜54
パルセーター	46〜50
ビタミン	63〜64
浮遊電圧	51
ブツ	10, 29, 30, 33, 53, 54
ブドウ球菌	18, 31〜32, 68
プラスミン	16
防除	58〜65
——防除プログラム	52〜53, 57
放牧	62, 64
補体	37

ま行

前搾り／前搾り乳	54
マクロファージ	31, 36
慢性乳房炎	21, 56
未経産牛	18, 23, 28
ミネラル	63

無乳性連鎖球菌 →*Streptococcus agalactiae*

免疫   64, 65

  ——免疫応答   36, 37, 39

  ——免疫グロブリン   15

  ——免疫系   33, 36, 43

  ——免疫調節因子   37

や行

薬剤耐性   13, 22, 23, 28

有病率   10

ら行

ライナースリップ   26, 49, 50

ラクトペルオキシダーゼ，チオシアン酸塩，過酸化水素   37

リニアスコア   14〜16, 55

リパーゼ   16

臨床型乳房炎   10〜11, 19〜23, 43, 53, 60, 68〜70

リンパ球   36

連鎖球菌   20, 31, 62, 68

  ——環境性連鎖球菌   20, 40, 61, 62〜63, 69, 70

  ——無乳性連鎖球菌 →*Streptococcus agalactiae*

レンネット   17

ロイコトリエン   36

わ行

ワクチネーション   65

英数字

α 毒素   32

Bacillus cereus   23

BTSCC →バルク乳体細胞数

Candida   22

CMT   54〜55

Corynebacterium bovis   19

Coagulase-negative staphylococci（CNS）   21〜22, 28, 32〜33, 34

Coliform   21, 33, 40, 57, 60, 70

  —— Coliform 乳房炎   21, 33, 42, 63, 65, 69

Dairy Herd Improvement Association（DHIA）   14, 16

Enterobacter spp.   18

Enterococcus   20

Escherichia coli   20, 29, 33, 35

Klebsiella   20, 41, 63

  —— *Klebsiella pneumoniae*   33, 41

Mycobacterium   23

Mycoplasma   19, 54, 57, 62

  —— *Mycoplasma bovis*   19

  —— *Mycoplasma* 乳房炎   19

MHC   36

Nocardia spp.   23, 56

Prototheca   23

Pseudomonas aeruginosa   22, 43

Serratia   22, 43

Staphylococcus   21〜22, 28, 31〜33

  —— *Staphylococcus aureus*   12, 18, 28, 31〜32, 54, 58, 69

Streptococcus   20

  —— *Streptococcus agalactiae*   18, 29, 31, 53, 58, 69

  —— *Streptococcus uberis*   20, 31, 49

  —— *Streptococcus dysgalactiae*   20, 31, 58

Trueperella pyogenes   22〜23

Yeasts   23

―監訳者―
麻布大学乳房炎リサーチセンター
Azabu university Mastitits Research Center：AMRC

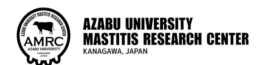

国内の乳房炎発生低減を実現するために情報の共有化を図り，共同で研修・調査・研究を行う広域的ネットワークを形成することを目的に2019年5月に設立。企業や公的機関と連携し，共同研究や現場還元型の地域貢献を行っている。

［連絡先］
〒252-5201
神奈川県相模原市中央区淵野辺1-17-71　麻布大学獣医学部獣医学科　衛生学第一研究室内
TEL＆FAX：042-850-2508
E-mail：kawai@azabu-u.ac.jp
URL：https://masresearch.amebaownd.com/

牛の乳房炎の防除
疾患の基礎と最近概念

2019 年 11 月 15 日　第 1 刷発行 ©

編　者	全米乳房炎協議会
監訳者	麻布大学乳房炎リサーチセンター
発行者	森田　猛
発行所	株式会社 緑書房
	〒103-0004
	東京都中央区東日本橋 3 丁目 4 番 14 号
	TEL 03-6833-0560
	http://www.pet-honpo.com
日本語版編集	柴山淑子, 小島菜々
カバーデザイン	メルシング
印刷所	アイワード

ISBN 978-4-89531-390-2　　Printed in Japan
落丁・乱丁本は弊社送料負担にてお取り替えいたします。

本書の複写にかかる複製，上映，譲渡，公衆送信（送信可能化を含む）の各権利は株式会社緑書房が管理の委託を受けています。

[JCOPY] 〈(一社)出版者著作権管理機構　委託出版物〉
本書を無断で複写複製（電子化を含む）することは，著作権法上での例外を除き，禁じられています。
本書を複写される場合は，そのつど事前に，(一社)出版者著作権管理機構（電話 03-5244-5088，FAX03-5244-5089，e-mail：info@jcopy.or.jp）の許諾を得てください。また本書を代行業者等の第三者に依頼してスキャンやデジタル化することは，たとえ個人や家庭内の利用であっても一切認められておりません。